Die moderne Therapie
der
Gonorrhöe beim Manne

Ein Leitfaden für Studierende und Ärzte

Von

Professor Dr. Paul Asch
in Straßburg i. Els.

Dritte, umgearbeitete Auflage

Mit 26 Abbildungen im Text und einer Tafel

BERLIN UND KÖLN 1930
A. MARCUS & E. WEBER'S VERLAG

Druck: Otto Wigand'sche Buchdruckerei G. m. b. H., Leipzig

Vorwort zur ersten Auflage.

Die folgenden Vorlesungen über die Behandlung des akuten und chronischen Trippers des Mannes beanspruchen in keiner Weise, ein abgerundetes Bild über unsere derzeitigen Kenntnisse auf dem Gebiet der Gonorrhöetherapie zu geben. Ein solches Unternehmen würde ein Eingehen auf die Geschichte der Gonorrhöe und die pathologische Anatomie der gonorrhoisch erkrankten Harnröhre erfordern und dadurch zu einem großen Lehrbuch führen, dessen Veröffentlichung um so weniger in meiner Absicht liegen kann, als wir in dem Kollmann-Oberländerschen Buch über die chronische Gonorrhöe der männlichen Harnröhre sowie in Oberländers Lehrbuch der Urethroskopie, ferner in H. Wossidlos Buch „Die Gonorrhöe des Mannes und ihre Komplikationen“ treffliche eingehende Abhandlungen von Meisterhand besitzen. Ich beabsichtige vielmehr, in Form zwangloser Vorlesungen oder Vorträge diejenigen Behandlungsarten der akuten und chronischen Gonorrhöe sowie ihrer Komplikationen zu besprechen, die sich mir in meiner fünfzehnjährigen selbständigen Praxis als Spezialarzt am besten bewährt haben. Ich hoffe damit dem Praktiker in kurzer und leichtverständlicher Form eine auf reicher Erfahrung gegründete „moderne Therapie der Gonorrhöe“ in die Hand zu geben. Daß ich dabei hier und da, insbesondere in der als Einleitung gedachten ersten Vorlesung, andere die Gonorrhöe betreffende Fragen berühre, sei mir, dem freien Charakter der kleinen Abhandlungen entsprechend, erlaubt.

Straßburg i. E., im Januar 1914.

Paul Asch.

Vorwort zur dritten Auflage.

Aus der günstigen Aufnahme, die der ersten und zweiten Auflage meines Leitfadens zuteil wurde, glaube ich folgern zu dürfen, daß die Schilderung der Gonorrhöebehandlung in Form zwangloser Vorlesungen Anklang gefunden hat. Ich gehe wohl auch nicht fehl, wenn ich annehme, daß die rein subjektive Art der Darstellung und meine Auffassungen speziell über Charakter des Gonokokkus, über Gonokokkenträger usw. dem Leitfaden ein persönliches Gepräge geben, das dem Leser willkommen ist. Die diesem Werk zugrundeliegenden Anschauungen, welche auf Beobachtungen einer nunmehr dreißigjährigen Praxis beruhen, haben sich durch neue Beobachtungen in den letzten Jahren noch befestigt und verstärkt. Es ist eine große Genugtuung für mich, daß meine früher von vielen Seiten angefochtene Anschauung von „degenerierten Gonokokken", von „Gonokokkenträgern" ein Gemeingut aller Ärzte geworden ist. Eine eingehende, geradezu meisterhafte Abhandlung über die Natur des Gonokokkus und das Wesen der Gonorrhöe finden wir in der soeben erschienenen Monographie des Altmeisters Janet über Diagnose und Behandlung der Gonorrhöe (1929). Von den in den letzten Jahren noch erschienenen größeren Werken über die Gonorrhöe seien noch erwähnt: Luys, „Über die Gonorrhöe", 1921, das in alle Einzelheiten der Urthroskopie eingeht, und das Sammelwerk von Buschke & Langer (1926).

Straßburg i. E., den 12. Februar 1930.

Paul Asch.

Inhaltsverzeichnis.

1. Vorlesung.

Ohne Ansteckung keine Gonorrhöe. — Inkubationsdauer der Gonorrhöe 1 Tag bis 8 Wochen. — Atypische Formen des Gonokokkus. — Über die Gramnegativität des Gonokokkus. — Infektiosität des Koitus ab ore. — Ansteckungsgefahr durch Klosette, Mutterrohre.

Die Gonorrhöe ist eine übertragbare Krankheit; ohne Ansteckung keine Gonorrhöe. Wenn manchmal auch ganz gebildete Menschen an der Entstehung ihrer Gonorrhöe infolge Ansteckung beim Koitus zweifeln, so hat das — abgesehen von dem ewigen Optimismus und dem manchmal blinden Vertrauen des Mannes gegenüber der Frau, die sich ihm gibt — seine verschiedenen sehr beachtenswerten Gründe. In erster Linie glauben die meisten Männer — auch viele Ärzte — daß die Gonorrhöe, wie es geschrieben steht, 3—5 Tage nach dem verdächtigen Koitus auftreten muß. In dieser allgemeinen Fassung ist diese Behauptung meiner Erfahrung nach nicht zutreffend. Die Fälle, in denen der Ausfluß in dieser Zeit erscheint, bilden meines Erachtens kaum mehr als die Hälfte der Infektionen. Es ist aber auch gut, zu wissen, daß schon 12 Stunden nach dem Koitus, vielleicht schon früher, bei hyperakuter Gonorrhöe der Frau und anderen begünstigenden Umständen, Urethralausfluß auftreten kann. Andererseits aber, und dies ist viel wichtiger, vergehen mit Leichtigkeit 2—3 Wochen, bis Urethralausfluß beobachtet ist, während eine Inkubationsdauer von 4—8 Wochen durchaus noch im Bereich der Möglichkeit liegt und gar nicht so selten ist, wie man gemeinhin annimmt. Die Kenntnis dieser Tatsache wird manche sonst dunkle Genese einer gonorrhoischen Infektion erhellen. Diese langen Inkubationen, deren Studium ich seit Jahren meine besondere Aufmerksamkeit schenke, trifft man mit Vorliebe in denjenigen Fällen, in denen die betreffenden Frauen vor Jahren eine Gonorrhöe durchgemacht haben, aber zur Zeit der Ansteckung oder Untersuchung keine auch noch so geringen sichtbaren Zeichen einer Gonorrhöe bieten. Es stellt sich in fast allen diesen Fällen heraus, daß der Koitus unmittelbar vor oder unmittelbar nach der Regel, ja sogar im Beginn oder am Ende derselben ausgeführt wurde. Es ist dann sehr leicht erklärlich, daß durch die bei der Menstruation auftretende Auflockerung sämtlicher Gewebe der weiblichen Geschlechtsorgane und durch die erhöhte Tätigkeit aller ihrer Drüsen Gonokokken zur Oberfläche der Schleimhaut befördert werden, die sonst in der Tiefe verborgen liegen und daher für gewöhnlich unschädlich sind. Dies erklärt auch die Tatsache, daß man bei vielen Frauen in den Tagen vor und nach der Regel Gonokokken nachweisen kann, die zu andern Zeiten nicht aufzufinden sind. Beim Aufsuchen einer Ansteckungsquelle ist dies von großer Bedeutung. Für diesen Ursprung des männlichen Trippers aus einer zumeist latenten weiblichen Gonorrhöe spricht auch die meist schleichende Art des Auftretens einer unter solchen Umständen erworbenen Gonorrhöe beim Manne. Zuerst ist kaum Ausfluß zu bemerken; wenn der Patient schon über Jucken in der Harnröhre klagt, dann sind, wenn der Ausfluß endlich auftritt, in demselben außer Schleim und Epithelzellen höchstens einige Leukozyten, aber keine Gonokokken oder andere Mikroben zu finden, und dieser Zustand kann 2 bis 3 Wochen dauern.

Endlich — und hiermit komme ich auf einen weiteren wichtigen Punkt — gerade in solchen Fällen nehmen die Gonokokken gerne *atypische Formen* an, die sich dann im Laufe der Krankheit, oft aber erst nach mehreren Wochen, in typische Formen umwandeln. Hierauf muß ich nun näher eingehen. Die Gonokokken haben in der Regel die bekannte typische Semmelform 8. Sie sollen, um als Gonokokken erkannt zu werden, innerhalb von Leukozyten liegen. Aber schon hier gibt es massenhafte Ausnahmen, besonders bei der subakuten und bei der chronischen Gonorrhöe. Hier liegen die Gonokokken sehr oft extrazellulär oder in Epithelzellen. Wichtiger noch ist die Kenntnis der irregulären oder, besser gesagt, der degenerierten Formen der Gonokokken, auf die auch schon *Janet* aufmerksam gemacht hat. Diese erscheinen entweder wie aufgeschwollen (Makrogonokokken), viel größer als die typischen Gonokokken (Normogonokokken) oder viel kleiner (Mikrogonokokken), behalten aber in beiden Fällen die semmelartige Form und die typische

Asch, Gonorrhöe beim Manne, 3. Auflage. A. Marcus & E. Weber's Verlag, Berlin und Köln.

1.

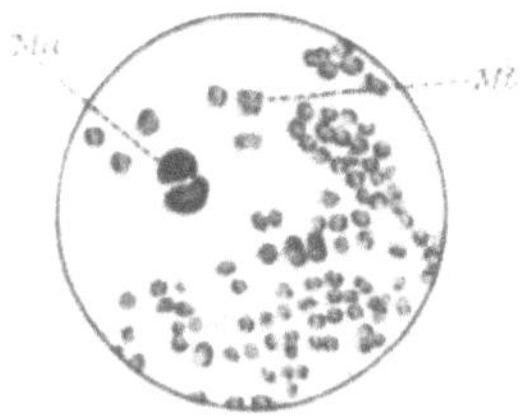

Übersichtsbild (nach Herzog)

Mi = Mikrogonokokken
Ma = Makrogonokokken

2.

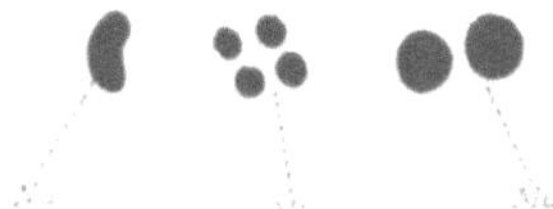

Schema verschiedener Gonokokkenformen (nach Herzog)

No = Normogonokokken
Mi = Mikrogonokokken
Ma = Makrogonokokken

3.

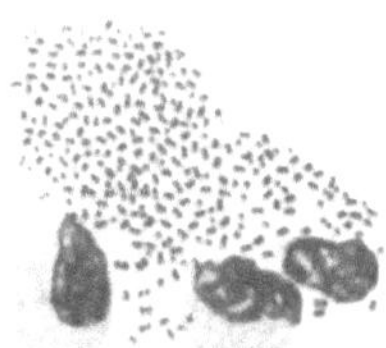

2 Tage nach der Infektion

Mikrogonokokken (Methylenblau)
Zeiss Inneres Obj. $^1/_{12}$ OK No. 4
R : O = 3 : 1
Es sind nur Teile von Leucocyten wiedergegeben (nach Asch: Hundert Jahre A. Marcus u. E. Weber)

4.

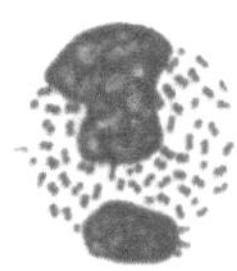

4 Tage nach der Infektion

Mikrogonokokken (Giemsa)
Zeiss Inneres Obj. $^1/_{12}$ OK No. 4
R : O = 3 : 1 (nach Asch)

5.

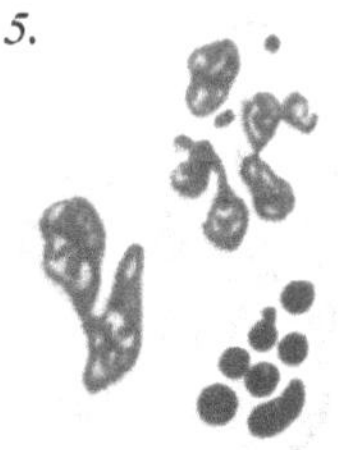

5 Wochen nach der Infektion

Makrogonokokken (Methylenblau)
Zeiss Inneres Obj. $^1/_{12}$ OK No. 4
R : O = 3 : 1 (nach Asch)

6.

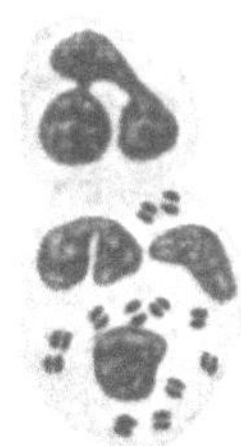

4 Tage nach einer Gonargininjektion (50 MK.) (bei Fall 5)

Normogonokokken (Methylenblau)
Zeiss Inneres Obj. $^1/_{12}$ OK No. 4
R : O = 3 : 1 (nach Asch)

gegenseitige Lagerung noch bei. Dies ist der erste Grad der Degeneration. Im weiteren Verfall müssen wir die aufgeschwollenen Kokken für sich allein verfolgen. Durch das Aufschwellen verlieren sie allmählich die typische Semmelform und schwellen so zu mehr halbkugeligen Gebilden an. Im weiteren Stadium der Zersetzung entstehen zwei Kugeln, deren Zusammengehörigkeit natürlich nicht mehr so deutlich ist wie bei den Halbkugeln. Das Aufschwellen dieser Kugeln kann ungleichmäßig geschehen, so daß man folgende Gebilde zu Gesicht bekommt. Als letztes Stadium kann eine alleinstehende Kugel erscheinen. Diese verschiedenen Formen färben sich nach Gram negativ, was für ihre Zugehörigkeit zum Gonokokkus spricht, obwohl ja in der letzten Zeit auch Stimmen laut werden, die auch grampositive Übergangsformen des Gonokokkus annehmen. Die Zugehörigkeit der atypischen Formen zum Gonokokkus geht aber in erster Linie daraus hervor, daß man von dem typischen Gonokokkus bis zu diesen atypischen Formen allmählich Übergänge beobachten kann, und daß man in denjenigen Fällen von Urethritis, in denen sie zu finden sind, die für Gonorrhöe charakteristischen Läsionen der Harnröhrenschleimhaut urethroskopisch nachweisen kann. Auch kann man beobachten, daß Rückfälle des Leidens den typischen Gonokokkus aufweisen und daß dieselben Ansteckung der Frau mit typischen Gonokokken im Ausfluß hervorzurufen vermögen. Die andere Form der Degeneration besteht in einem Zusammenschrumpfen der Gonokokken, sie werden kleiner und verlieren allmählich ihre charakteristische Form, so daß die gramnegativen Überreste eines solchen Gonokokkus nur noch durch ihre spezifische Lagerung zu erkennen sind. Die verschiedenartigen Degenerationsformen des Gonokokkus sind wohl am besten aus der beigegebenen Tafel ersichtlich, die einer diesbezüglichen Arbeit von A s c h und W o l f in der Festschrift „Hundert Jahre A. Marcus & E. Webers Verlag“ entnommen ist.

Der Beweis der Zugehörigkeit dieser Involutionsformen zu den Gonokokken ist übrigens auch experimentell erbracht worden, und zwar durch H e r z o g , dem es gelang, aus seinen Gonokokkenkulturen genau dieselben Involutionsformen zu züchten. Sollte ich versuchen, die verschiedenen Arten der Involutionsformen mit den verschiedenen Evolutionen des Trippers in Verbindung zu bringen, so würde ich sagen, daß im allgemeinen die Mikrogonokokken dem Beginn der Gonorrhöe eigen sind, daß dagegen bei den chronischen Fällen sehr häufig Makrogonokokken angetroffen werden, und zwar meist in den mit kaum merkbaren klinischen Erscheinungen verlaufenden Fällen. Ihre diagnostische Bedeutung ist daher bezüglich der Ansteckungsfähigkeit der Patienten mit chronischer Urethritis nicht hoch genug einzuschätzen.

Ich möchte hier noch kurz auf eine weitere Frage eingehen, die gerade in den letzten Jahren wieder in den Vordergrund getreten ist: Ist die Gramnegativität absolut charakteristisch für den Gonokokkus? Oder gibt es auch grampositive Gonokokken? Und wo ist dann die Grenze gegenüber anderen grampositiven Diplokokken und gar manchen Staphylokokken? Oder erklären uns nicht vielmehr diese Übergänge diejenigen Tripperansteckungen, bei denen die betreffenden Frauen in ihren Genitalien keine typischen Gonokokken beherbergen, dagegen zahlreiche Staphylokokken und grampositive Diplokokken? In dieser Beziehung muß erwähnt werden, daß es in neuerer Zeit Kandiba gelungen ist, einzelne Gonokokkenstämme durch Verweilen von mehreren Stunden bei 40° in grampositive Diplokokken umzuwandeln. Auch kommt Cederkreuz, Direktor der Hautklinik in Helsingfors, auf Grund einschlägiger Beobachtungen zu dem Schlusse, daß man einerseits dem klassischen Gonokokkus Neißer sein Anrecht auf die Stellung des typischen klinischen Erregers der Gonorrhöe nicht bestreiten kann, daß man aber doch andererseits zugeben muß, daß manche saprophytische Diplokokken infolge uns noch unbekannter Einflüsse pathogen werden können, d. h. Gonorrhöe hervorzurufen imstande sind. Diese so formulierte Anschauung entspricht vollkommen meiner eigenen Ansicht. Cederkreuz hält es auch für möglich, daß manche grampositive saprophytische Diplokokken pathogen und zu gleicher Zeit gramnegativ werden können. Schon Pasteur hat ja bekanntlich die Umwandlung saprophytischer Keime in pathogene Keime angenommen.

Derartige Übergänge vom typischen Gonokokkus zu grampositiven Gonokokken einerseits, über die oben beschriebenen degenerierten Gonokokken zu den Staphylokokken andererseits näher zu beleuchten und aufzuklären, muß immerhin neuen bakteriologischen und klinischen Untersuchungen überlassen bleiben.

Ein weiterer Punkt, dessen Nichtbeachtung die Ätiologie mancher gonorrhoischen Infektion im dunklen ließe, ist die Ansteckungsfähigkeit des Koitus ab ore. Diese Art der sexuellen Befriedigung hat in den letzten Jahren, besonders seit dem Kriege enorm an Ausbreitung gewonnen, und zwar einerseits, um unerwünschtem Kindersegen vorzubeugen, andererseits aber, weil die Meinung allgemein verbreitet ist, diese Art der sexuellen Betätigung könne keine Ansteckung zur Folge haben. Daß dies für die Siphilis nicht stimmt, liegt klar auf der Hand. Es ist aber auch für die Gonorrhöe weder immer noch unbedingt zutreffend. Ich habe eine Reihe gonorrhoischer Infektionen beobachtet, in denen nur der Koitus per os als Ansteckungsquelle in Betracht kam, und in einigen Fällen ist es mir auch gelungen, auf der Wangenschleimhaut oder am harten oder weichen Gaumen, auch am Zahnfleisch der ansteckenden Personen kleine Membranbildungen z. T. mit charakteristischen Gonokokken festzustellen. Selbstredend können sich aber Gonokokken vorübergehend in der Mundhöhle aufhalten, ohne sichtliche Läsionen hervorzurufen. Andererseits wird durch die ständige Speichelsekretion ein Niederlassen der Gonokokken rein mechanisch erschwert. Auch ist es ausgeschlossen, daß wie dies beim normalen Koitus oft der Fall ist, das Glied in gonokokkenhaltigem Eiter sozusagen badet. Denn in einem solchen Falle müßte die Mundschleimhaut enorm entzündet sein, was überhaupt den Coitus per os schon wegen der damit verbundenen Schmerzen ausschließen würde. Ähnlich gelagert finden wir oft die Verhältnisse bei der Gonorrhöe der an Zahl seit dem Krieg ebenfalls zunehmenden homosexuellen Männer. Auch hier stellen wir einerseits Urethritis mit typischen gramnegativen Gonokokken fest, während es andererseits nicht immer gelingt, im Rektum der betreffenden Männer richtige Gonokokken nachzuweisen.

Die Möglichkeit der Gonorrhöeübertragung durch leblose Gegenstände kann nicht absolut abgewiesen werden, dürfte aber im großen und ganzen nicht zu hoch anzuschlagen sein. Am ehesten scheint mir für Frauen der Gebrauch infizierter Mutterrohre (cave Freundinnen, Dienstmädchen!) und die Benutzung öffentlicher Klosetts in Restaurants, Warenhäusern und Eisenbahnzügen in Betracht zu kommen. Für den Mann können meines Erachtens die meist unzweckmäßig gebauten Klosetts verhängnisvoll werden. Die meisten auch der modernen Klosetts haben eine sehr schräge vordere Wand, so daß der Penis leicht mit derselben und eventuell darauf befindlichem gonorrhoischen Eiter in Berührung kommt. Die vordere Wand der Klosettschüssel sollte mehr gerade oder gar ausgebuchtet sein.

Die Möglichkeit der Ansteckung auf den Klosetts zugegeben, muß jedoch betont werden, daß auch diese nur ausnahmsweise als ätiologischer Faktor anzusprechen ist, daß dagegen häufiger die weiter oben erwähnten Punkte in Betracht zu ziehen sind, wenn es sich darum handelt, eine unklare Genese eines Trippers zu erhellen.

---

2. Vorlesung.

Primäre Epididymitis. — Abortivkur der Gonorrhöe mit Argyrol. — Methodische Behandlung der akuten Gonorrhöe durch Janetsche Spülungen; Technik derselben.

Die akute Gonorrhöe beginnt in der übergroßen Mehrzahl der Fälle mit einer Erkrankung der vorderen Harnröhre, man kann sogar in den initialen Fällen sagen: der vordersten Harnröhre, d. h. der vorderen 1—2 cm. In Ausnahmefällen kann man ein sofortiges Übergreifen der Erkrankung nach der hinteren Harnröhre und sogar nach dem Nebenhoden beobachten. Diese primäre Epididymitis, wenn ich mich so ausdrücken darf — die Franzosen sprechen von Epididymite d'emblée — scheint mir gar nicht so selten zu sein und tritt besonders dann auf, wenn mit der infizierenden Frau Koitusexzesse verübt worden sind. Es ist dies wohl so zu erklären, daß bei schnell aufeinanderfolgenden Kohabitationen die Harnröhre immer länger geöffnet bleibt, und zum Schluß eine Art Aspiration der weiblichen Sekrete stattfindet, ohne daß durch eine entsprechende Ejakulation dieselben wieder nach der vorderen Harnröhre transportiert werden. Statt einer richtigen Ejakulation erfolgt nämlich unter diesen Umständen nur eine schleimige Absonderung ohne Druck, oder sie bleibt ganz aus.

In den meisten Fällen von Gonorrhöe ist jedoch im Beginn nur der vorderste Teil der Harnröhre erkrankt. Es lag daher der Gedanke nahe, in den Fällen, die man rechtzeitig zu Gesicht bekam, durch Ätzungen oder Einbringen kleiner Mengen hochprozentiger Höllenstein- oder Protargollösungen (2proz. resp. 20proz.) die eingewanderten Gonokokken abzutöten und so eine **Abortivkur** zu erzielen, die den Patienten in wenigen Tagen von seiner Gonorrhöe befreien würde. Ich gestehe offen ein, daß ich von den auf diese Weise erzielten Resultaten wenig erbaut war und diese Methode daher wieder aufgab. Die Folgen einer solchen Kur bekomme ich leider noch zu sehen bei Patienten, die von Anhängern derselben als geheilt entlassen sind und sich mir nicht nur mit Gonokokken, sondern dazu mit stark gereizter und verschwollener Harnröhrenschleimhaut, ja sogar mit beginnender Strikturbildung vorstellen. Daß ein solcher Zustand die weitere Behandlung enorm erschwert und die endgültige Heilung hintanhält, liegt auf der Hand. Das halte ich aber für die erste Forderung an eine gute Abortivkur, daß die Harnröhrenschleimhaut dadurch nicht zu sehr angegriffen oder gar zerstört wird, und daß der Übergang zur methodischen Behandlung möglich ist. Sonst verscherzen wir dem Patienten die besten Aussichten zu einer definitiven Heilung. Als zweite Forderung zur Ausübung der Abortivkur halte ich daran fest, daß die Harnröhrenschleimhaut noch keine Zeichen starker Entzündung aufweist, daß insbesondere der Meatus nicht verschwollen erscheint, daß die Harnröhre sich nicht hart und geschwollen anfühlt und daß der Ausfluß noch nicht rein eitrig ist. Derselbe darf nur schleimig oder schleim-eitrig sein, weißlich bis weißgelb aussehen. Diejenige Abortivmethode, die sich mir am besten bewährt hat, die sicher unschädlich ist und unter den angegebenen Bedingungen in einer immerhin bemerkenswerten Anzahl von Fällen zum Ziele führt, ist die auch von **Janet** akzeptierte Methode vermittelst **Argyrol**, die von de **Sarde** eingeführt worden ist. Argyrol ist ein ursprünglich in Philadelphia hergestelltes Silberproteid, das sehr hygroskopisch ist und nur den Nachteil hat, etwas teuer zu sein. Ich werde auf die Vorteile des Mittels noch zurückkommen. Hier sei erwähnt, daß es auch in starker Konzentration von der Harnröhre gut vertragen wird und keine Schmerzen hervorruft. Die Abortivbehandlung besteht darin, daß man dem Patienten, nachdem er Urin gelassen hat, zuerst eine **Janet**sche Spülung der vorderen Harnröhre mit einem halben Liter einer Argyrollösung 2,5 : 1000 macht, darauf gibt man ihm eine Einspritzung von

2—3 ccm einer Argyrollösung 2,5:20 in die vordere Harnröhre und läßt diese Lösung 5 Minuten darin. Damit nun der vorderste Teil der Harnröhre, den man zwischen den haltenden Fingern komprimiert, auch von der Injektionsflüssigkeit benetzt wird, läßt man jede Minute einige Tropfen abfließen; nach 5 Minuten läßt man den Rest auslaufen, hüte sich aber, die Harnröhre zu exprimieren. Auf diese Weise bleibt eine beträchtliche Menge der injizierten Flüssigkeit an der Harnröhrenschleimhaut haften. Zur Verhütung von Flecken in der Wäsche stülpt man nun einen großen Wattebausch von vorn über den Penis und legt um denselben am proximalen Ende des Gliedes einen Streifen Leukoplast. Befleißigt sich der Patient einer vollkommen trockenen Diät, so kann der Verband je zwölf Stunden Tag und Nacht liegen bleiben. Dieses ist sehr wichtig, damit die Harnröhrenschleimhaut ständig unter dem Einfluß der Medikamente bleibt. Diese von Einspritzung hochprozentiger Argyrollösung gefolgten Argyrolspülungen werden drei Tage lang zweimal täglich ausgeführt. Nach dem dritten Tag werden nur Spülungen vorgenommen, deren Konzentration schnell auf 1:1000 bis auf 0,5:1000 sinkt. Bei Gelingen der Abortivkur sind bereits am zweiten Tage keine Gonokokken mehr nachweisbar. Ist dieses dennoch der Fall, so ist die Abortivkur als mißlungen anzusehen, und dann hat die methodische Gonorrhöebehandlung Platz zu greifen. Als die beste, zuverlässigste und schonendste methodische Behandlung sind meines Erachtens unbedingt die Janetschen Spülungen anzusehen. Dieselben verdienen weit mehr, als es bis jetzt der Fall ist, bekannt und geübt zu werden. Wo die Ausführung nicht durch äußere Umstände verhindert ist, sollten sie angewandt werden, denn sie führen von allen methodischen Behandlungen am schnellsten zur Abtötung der Gonokokken. Bei ihrer Anwendung hat man nur ganz ausnahmsweise Komplikationen zu beklagen, und sie führen in der Regel zu einer radikalen Ausheilung der Gonorrhöe. Die Janetschen Spülungen bilden den Grundpfeiler der Behandlung der akuten Gonorrhöe. Ich halte es daher für erforderlich, genauestens auf deren Technik einzugehen.

Zur Ausführung der Janetschen Spülungen braucht man einen Irrigator von einem Liter Inhalt, mit Schlauch und einer Janetschen Kanüle. Ich halte an der von Janet selbst eingeführten Kanüle fest; alle seitdem angegebenen Modifikationen sind weniger gut. Insbesondere rate ich von der Anwendung der doppelläufigen Kanüle ab, da dabei die Harnröhre nicht so gut ausgedehnt wird und daher der Zweck der Janetschen Spülung — unter Druck bei möglichster Aus-

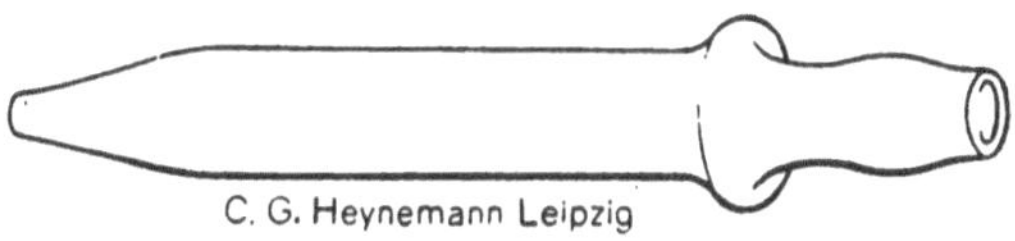

Fig. 1. Janetsche Kanüle.

dehnung und Glättung der Harnröhre zu spülen — nicht erreicht wird. Von den Janetschen Kanülen bevorzuge ich solche mit möglichst weiter vorderer Öffnung, da diese am besten die Überpflanzung des Druckes, unter dem die Spülflüssigkeit aus dem Irrigatorschlauch ausströmt, gewährleisten, und spitze Kanülen leichter die Harnröhrenschleimhaut verletzen oder zum mindesten schmerzen. Diese gläsernen Kanülen sind selbstverständlich nach jedem Gebrauch 10 Minuten lang auszukochen. Der Patient sitzt nach meiner Erfahrung am besten — ich habe schon tausende und abertausende Janetscher Spülungen gemacht — rittlings auf einem Bidet. Die Befürchtungen Janets selbst, der die Spülungen in liegender Stellung des Patienten vornimmt, kann ich in keiner Weise teilen. Die Patienten greift die in der von mir bevorzugten Weise ausgeführte Spülung durchaus nicht an; für den Arzt, der rechts vom Patienten sitzt, ist diese Lage bequemer. Auch ist der Patient ruhiger, wenn er genau sehen kann, was mit ihm geschieht, und das ist ihm in liegender Stellung nicht möglich. Bei der Spülung auf dem Bidet sind insbesondere alle die besonderen „Scheuklappen" aus Gummi oder Glas, die das Bespritzen des Arztes durch die aus der Harnröhre abfließende Spülflüssigkeit verhindern sollen, überflüssig, da die Flüssigkeit schneller niedersinkt. Diese mit besonderen Schutzvorrichtungen versehenen Kanülen sind auch deshalb nicht empfehlenswert, weil deren Handhabung erschwert ist und ein Arbeiten im Dunkeln notwendig macht. Der Irrigator wird zu Beginn der Spülung 50 cm oberhalb des Sitzes des Patienten aufgehängt, später kann man, um den Druck etwas zu erhöhen, denselben 80 cm oberhalb des Sitzes des Patienten anbringen. Der Arzt faßt das Glied des Patienten derart in seine linke

Hand, daß er die Eichel zwischen Zeigefinger und Daumen hält, während der Mittelfinger an der unteren Seite der Harnröhre liegt, dieselbe stützt und, was sehr wichtig ist, während der ganzen Dauer der Spülung fühlt, tastet. Zuerst wird nun die Eichel abgespült, dann durch Daumen und Zeigefinger der Meatus klaffend gehalten und tüchtig abgespritzt. Hierauf läßt man vorsichtig bei einer Druckhöhe von 50 cm den Strahl der Spülflüssigkeit durch leises Andrücken der Janetschen Kanüle an den Meatus in den vordersten Teil der Harnröhre eindringen und sofort wieder abfließen. Je länger man natürlich die Kanüle an den Meatus angedrückt hält, um so tiefer dringt der Strahl der Spülflüssigkeit in die Harnröhre ein. Man muß daher zuerst die Kanüle nur ganz kurz andrücken, damit nur der vorderste Teil der Harnröhre bespült wird; dann erst, wenn anzunehmen ist, daß dieser Teil der Harnröhre gesäubert ist, läßt man die Kanüle etwas länger anliegen bevor man absetzt, um so einen größeren Teil der Harnröhre zu spülen und schließlich die ganze vordere Harnröhre bis zum Sphinkter externus zu säubern. Hat man in der Ausführung der Janetschen Spülung eine gewisse Übung erlangt, dann kann man beim Einfließenlassen des zweiten halben Liters der Spülflüssigkeit den Irrigator auf 1 m Druckhöhe erheben. Während der ganzen Dauer der Spülung hat aber, und dieses ist sehr wichtig, der Mittelfinger der linken Hand, auf dem die Harnröhre liegt, zu kontrollieren, ob nicht die Harnröhre überdehnt wird, resp. dafür zu sorgen, daß in dem zweiten Teil der Spülung die vordere Harnröhre ad maximum gedehnt wird, ohne daß die Spülflüssigkeit in die hintere Harnröhre einfließt. Der ganze Vorgang des Einfließenlassens der Spülflüssigkeit und des Abfließenlassens wird aber durch diese Ausdehnung ad maximum reguliert. Sobald der Zeigefinger der linken Hand fühlt, daß die Harnröhre ad maximum gedehnt ist, muß die Kanüle vom Meatus entfernt werden, um die Flüssigkeit abfließen zu lassen. Darin liegt die Bedingung des Erfolges bei den Janetschen Spülungen der vorderen Harnröhre, daß man ständig den Grad der Ausdehnung der vorderen Harnröhre kontrolliert und während der ganzen Spülung seine volle Aufmerksamkeit darauf lenkt. Sobald die Harnröhre sich prall anfühlt, muß die Kanüle vom Meatus entfernt werden. Als Spülflüssigkeit eignet sich am besten eine 40° Celsius warme Lösung von Kali permanganic. 0,25 : 1000. Diese Spülung wird mindestens eine Woche lang täglich zweimal vorgenommen, morgens und abends, und zwar unabhängig vom Gonokokkenbefund. In der zweiten Woche kann man die zweimaligen Spülungen fortsetzen oder auch bei wiederholtem negativen Gonokokkenbefund einmal täglich eine Spülung von Kali permanganic. 0,5 : 1000 machen. In der dritten Woche verwendet man eine Lösung von 1 : 1000, die man in der vierten Woche nur jeden zweiten Tag einspritzt. Von der dritten Woche ab kann man das Kali permanganic. durch eine Lösung von Albargin, Hegonon, Syrgol oder Argyrol 0,25 bis 1 : 1000 ersetzen. Auch in den ersten beiden Wochen ist es manchmal ratsam, besonders wenn die Gonokokken nicht weichen wollen, das Kali permangan. durch eine dieser Lösungen zu ersetzen, sei es nun, daß die Annahme zu Recht besteht, daß die Gonokokken sich an das Kali permanganic. gewöhnt haben und von ihm nicht mehr abgetötet werden, oder auch, daß wir einen Gonokokkenstamm vor uns haben, der von vornherein durch das Kali permanganic. nicht abgetötet oder nur vorübergehend in seiner Entwicklung gehemmt wird. Tatsache ist, daß nach ein- oder zweitägiger Anwendung eines anderen Mittels das Kali permanganic. um so energischer wirkt. Stellt sich natürlich heraus, daß das andere Mittel die Gonokokken schneller abtötet als das Kali permanganic., so wird man selbstverständlich bei der anderen Lösung bleiben. Wie schon daraus ersichtlich, hat während der ganzen Behandlung der akuten Gonorrhöe eine ständige mikroskopische Kontrolle des Ausflusses stattzufinden. Auf Grund dieser mikroskopischen Untersuchungen wird der Arzt die Konzentration der Lösungen resp. die Wahl eines anderen Mittels bestimmen. Von einer schematischen Behandlung darf also keinesfalls die Rede sein. Die methodische Behandlung vermittels Janetscher Spülungen verlangt die andauernde Aufmerksamkeit des Arztes, damit er bei der geringsten Änderung des klinischen Bildes seine Taktik ändern kann, sei es durch Erhöhung oder Erniedrigung der Konzentration des angewandten Mittels, sei es durch Wahl einer anderen Spülflüssigkeit, oder — wenn es sich herausstellen sollte, daß der Krankheitsprozeß nach der hinteren Harnröhre übergegriffen hat — durch Spülungen der ganzen Harnröhre. Ferner kann es auch, wenn auch nur selten, vorkommen, daß man sich infolge Überreizung veranlaßt sieht, die Spülungen einige Tage ganz auszusetzen. Dies führt uns zu der Frage, wann wir die methodische Behandlung nach Janet ausführen dürfen.

Die methodische Spülung der vorderen Harnröhre nach Janet kann man jederzeit beginnen, sofern die Harnröhre nicht in einem Zustand hyperakuter Entzündung sich befindet, insbesondere die Lippen des Orificium externum urethrae nicht verschwollen sind und die Harnröhre sich nicht hart und ödematös anfühlt, das Präputium und das periurethrale Gewebe nich ödematös infiltriert sind. Wie man sieht, stecke ich die Grenzen der Anwendung der Janetschen Spülungen sehr weit. Sobald natürlich der Krankheitsprozeß auf die hintere Harnröhre oder die Prostata übergegriffen hat oder sich eine Nebenhodenentzündung einstellt, ist die Spülung der vorderen Harnröhre als zwecklos und schädlich einzustellen.

---

3. Vorlesung.

Allgemeine Verhaltungsmaßregeln für die Patienten mit akuter Gonorrhöe. — Bedeutung eines guten Suspensoriums mit möglichst ventraler Penisklappe. — Angulus penoscrotalis. — Wert der inneren Mittel in der Gonorrhöetherapie.

Die Behandlung der akuten gonorrhoischen Urethritis anterior vermittelst Janetscher Spülungen gibt entschieden die besten Resultate von allen Behandlungsmethoden, wie ich weiter unten noch zeigen werde. Durch welche sonstige Maßnahmen kann nun der Erfolg derselben begünstigt, das Abklingen der akuten Harnröhrenentzündung beschleunigt und Komplikationen verhütet werden? Der Patient selbst kann durch sein Verhalten sehr viel dazu beitragen. Er soll sich möglichst vor körperlicher Anstrengung hüten, insbesondere weder reiten, noch tanzen, noch irgendeinen Sport treiben. Selbstverständlich hat während der ganzen Dauer der Erkrankung jeder geschlechtliche Verkehr zu unterbleiben. Die Befolgung einer reizlosen Diät wirkt sehr günstig auf den Verlauf der Krankheit ein: Meidung aller gepfefferten und stark gesalzenen Speisen, besonders pikanter Saucen und Zutaten, wie Sauer- oder Pfeffergurken, Meerrettich, Senf, Salat mit Essig usw. Zum Fleisch empfehle ich reichlich gekochte Äpfel oder gekochte

Zwetschen; beiderlei Kompott hat den Vorzug, den Stuhlgang zu regulieren, was nicht ohne Bedeutung ist. Ferner empfehle ich reichlichen Genuß von Gemüse: Spinat, gekochten Salat, Blumenkohl, gelbe Rüben; daneben Mehlspeisen: Makkaroni, Nudeln, Spätzchen (gekochte Mehlklößchen), auch Omelettes mit Früchten oder aux fines herbes, Eierkuchen; ferner Reis mit Milch gekocht, Tapioca mit Milch. Von Fleischsorten: Suppenfleisch, Kalbfleisch; Fische, blau gekocht: Forellen, Hecht, Steinbutt; Hähnchen, Huhn. Als Nachtisch oder zwischen den Mahlzeiten viele Bananen, Trauben, Pfirsiche. Alkohol in jeglicher Form ist, wenn irgend möglich, vollkommen zu vermeiden. Denn daran ist wohl kein Zweifel, daß Alkoholgenuß eine Verschlimmerung der Entzündung und eine Verschleppung des Krankheitsverlaufes verursacht. Besonders schädigend ist die Verbindung von Alkohol mit kohlensäurehaltigen Flüssigkeiten, wie Wein mit kohlensäurehaltigen Mineralwässern, oder Champagner, Bier, Soda mit Wisky. Wenn aus gesellschaftlichen Rücksichten Wein genommen werden muß, so scheint leichter Bordeauxwein mit gewöhnlichem Wasser vermischt ($^1/_3$ Wein, $^2/_3$ Wasser) am unschädlichsten zu sein. Von Mineralwässern sind als unschädlich zu bezeichnen: Karola-Heilquelle (ja nicht Schloßbrunnen, das enorm viel künstliche Kohlensäure enthält); Evian-Cachat, das sehr arm an salzigen Bestandteilen und frei von Kohlensäure ist; auch Vichy-Célestins. Als sehr schädlich muß ich Kaffee, besonders schwarzen Kaffee bezeichnen. Als Hauptgetränk empfehle ich Milch, eventuell mit ganz dünnem Tee oder wenig Kakao vermischt; von sonstigen Getränken Himbeersaft, Mandelmilch; Fruchteis. Was die Menge der aufzunehmenden Flüssigkeit betrifft, so bin ich eher für eine Einschränkung derselben und zwar vor allem aus folgendem Grunde: Ich sehe es gern, wenn die Patienten, wenigstens in der ersten Zeit der Erkrankung, von einer Spülung resp. Injektion bis zur anderen den Urin anhalten, damit die Harnröhrenschleimhaut sozusagen ständig von der Spülflüssigkeit benetzt wird. Denn wenn man nach der Spülung oder Injektion die Harnröhre nicht manuell exprimiert, so bleibt stets von der injizierten Lösung genügend zurück, um die Schleimhaut einer gewissen dauernden Desinfektion zu unterziehen und ein Aufwuchern der Gonokokken zu verhüten.

Einen viel größeren Wert, als es zumeist geschieht, lege

ich dem Tragen eines guten Suspensoriums bei, und zwar nicht nur, weil dasselbe zur Verhütung einer Epididymitis wesentlich beiträgt, sondern auch weil mit einem Suspensorium eine klappenförmige Einrichtung verbunden werden kann, welche erlaubt, das erkrankte Glied in eine solche Lage zu bringen, wie ich sie für die günstige Abheilung des Krankheitsprozesses für erforderlich halte. An beistehender Skizze will ich diesen Punkt auf Grund urethroskopischer Untersuchungen näher erörtern.

Die Harnröhre macht an der Stelle, die dem äußeren Übergang des Penis zum Skrotum entspricht, einen Winkel, den ich als Angulus penoscrotalis urethrae bezeichne. Die urethroskopische Untersuchung zahlreicher Fälle von subakuten und chronischen Urethritiden hat mir gezeigt, daß gerade an dieser Stelle der Harnröhre sich häufig Entzündung und Eiterherde sowie Infiltrate entwickeln. Diese Lokalisation ist wohl so zu erklären, daß hier die Eiteransammlung eine besonders starke ist, da der Eiter nur

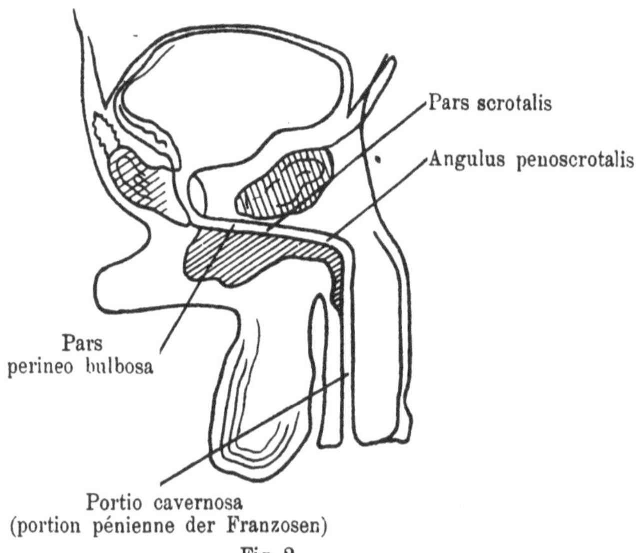

Fig. 2.

schwer um den Angulus penoscrotalis herumkommen und nach außen abfließen kann. Dies ist auch daraus zu schließen, daß in manchen Fällen von akuter Gonorrhöe kein spontaner Urethralausfluß besteht, ein solcher aber sofort zum Vorschein kommt, wenn man das Glied über die Horizontale hebt, wodurch der Angulus penoscrotalis ausgeglichen wird. Der Eiter stagniert also viel länger am Angulus penoscrotalis und dem angrenzenden proximalen Teil der Harnröhre wie in der übrigen Urethra und hat daher hier um so mehr Zeit, schwere Verheerungen anzurichten, als infolge der Knickung der Harnröhre und des meist gerade hier zu fest anliegenden Suspensoriums diese Stelle der Harnröhre eine mangelhafte Blutversorgung und Ernährung aufzuweisen hat. Ein gutes Suspensorium muß daher eine derartige Vorrichtung für Unterbringung des Penis haben, daß der Angulus penoscrotalis möglichst aufgehoben wird. Einigermaßen, aber nicht vollständig, wird dieses Ziel erreicht durch das weit verbreitete Teufelsche Suspensorium, das eine diagonale Lagerung des Gliedes ermöglicht. Die beste Lagerung des Gliedes — die senkrechte, so daß der Penis ventralwärts gehalten wird — wird erreicht durch das Bernsteinsche Suspensorium (Evens & Pistor, Kassel) und das auf Grund meiner diesbezüglichen Veröffentlichungen hergestellte Bergmannsche Suspensorium. Durch die derartige Fixierung des Penis erzielt man auch eine ruhige Lagerung desselben, ferner die Möglichkeit, kühlende Verbände anzulegen, und eine größere Reinlichkeit des Patienten. Dadurch, daß man die Aufmerksamkeit des Patienten auf eine saubere und richtige Unterbringung des Penis lenkt, gewöhnt man ihn auch daran, das erkrankte Glied mit mehr Vorsicht, als es sonst geschieht, zu behandeln und verhindert auch leichter eine Übertragung auf die Augen oder durch schmutzige Wäsche auf dritte Personen.

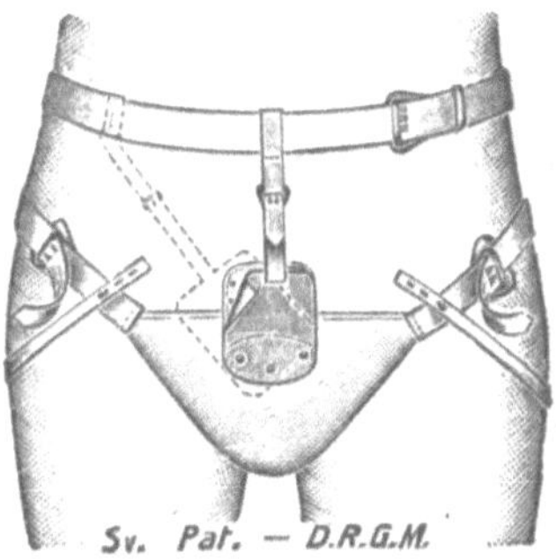

Fig. 3.
Bergmannsches Suspensorium (J. G. Hoffmann, Berlin N 54).

Wir müssen nun die Frage erörtern: unterstützen die inneren Mittel die lokale Behandlung, oder ist etwa die bloße Verabreichung innerer Mittel der lokalen Behandlung vorzuziehen? Die inneren Mittel, die heutzutage verordnet werden, und für die eine ganz enorme Reklame gemacht wird, sind die Santalpräparate: neben dem Oleum Santali ostindici das Gonosan, das außer Santalöl Kava-Kava enthält, das Santyl

Knoll, das Santal Midy, das Santal Monal (mit Methylenblau), das Arhovin, das Gonorrhol usw. Alle diese Mittel sollen den Patienten im Gegensatz zum gewöhnlichen Oleum Santali ostindici keine Magen- und Darmbeschwerden machen, noch jenes unangenehme Drücken in der Nierengegend verursachen, welches das Gefühl hervorruft, „wie wenn man im Kreuz entzweigebrochen würde". Dieses Gefühl hat übrigens nichts mit einer Kongestion der Nieren zu tun, sondern wird vom Magen, bzw. vom Darm aus hervorgerufen. Meiner Erfahrung nach schützt keines der obengenannten Mittel vor unangenehmen Nebenwirkungen der Santalpräparate, nur der Grad mag bei den einzelnen Patienten verschieden sein. Wie steht es nun mit dem therapeutischen Erfolg? Ich habe vor mehreren Jahren vergleichende Untersuchungen angestellt über die Erfolge der Janetschen Behandlung, der reinen inneren Therapie und der Einspritzung mit der gewöhnlichen Tripperspritze, auf welch letztere ich weiter unten noch eingehen werde. Diese vergleichenden Untersuchungen, die auf urethroskopischen Beobachtungen fußen, haben ergeben, daß bei reiner innerer Therapie 30—40% Komplikationen mit Urethritis posterior auftreten, 10—15% mit Prostatitis, bzw. Epididymitis, und 70% der so behandelten Fälle sind nach 2 Monaten als noch nicht geheilt anzusehen. Als Grund des Mißerfolges der reinen inneren Therapie ergab die urethroskopische Untersuchung: in der vorderen Harnröhre Entzündung und Vereiterung der Littréschen Drüsen und Morgagnischen Lakunen, beginnende weiche Infiltration, Abszeßbildung, granulierte himbeerfarbene Entzündungsherde mit samtartigem Aussehen; in der hinteren Harnröhre Hyperämie und Schwellung der Schleimhaut, sowie in einzelnen Fällen Membranbildung. Die Anwendung der Janetschen Spülungen hat ein viel besseres Resultat ergeben: nur 7% Urethritis posterior, keine Epididymitis, 63% der Fälle in den ersten 4 Wochen geheilt, nur 7% nach 8 Wochen noch nicht geheilt. Dabei sind in der Aufstellung keine mit der Abortivmethode behandelten Fälle einbegriffen. Wie ich also urethroskopisch nachweisen konnte, gibt die Janetsche Methode entschieden die besten Heilresultate, und ich möchte daher die Verbreitung dieser Methode unter der deutschen Ärzteschaft befürworten. Dem Vorschlag mancher Autoren, Janetsche Spülungen der vorderen und hinteren Harnröhre bei jedem Fall akuter Gonorrhöe auch ohne nachgewiesene

Erkrankung der hinteren Harnröhre vorzunehmen, kann ich nicht beitreten, denn die Gefahr der Verschleppung der Gonokokken aus der vorderen in die hintere Harnröhre bei Durchspülung in die letztere besteht ohne Zweifel. Ich möchte daher dringend davor warnen, die hintere Harnröhre zu bespülen, solange nicht klinische Zeichen für eine Erkrankung derselben vorhanden sind. Bei einiger Aufmerksamkeit wird man im Verlauf der Gonorrhöe erkennen, ob der Krankheitsprozeß auf die hintere Harnröhre übergegriffen hat oder nicht. Darauf werden wir im nächsten Kapitel näher eingehen.

---

4. Vorlesung.

Prophylaktischer Wert der inneren Mittel bei Urethritis anterior. — Tripperspritze; Bau und Größe derselben. Anzuwendende Lösungen.

Die bis jetzt geschilderte Behandlungsmethode der akuten unkomplizierten Gonorrhöe der vorderen Harnröhre soll die klassische Behandlungsmethode darstellen und überall angewandt werden, wo nicht äußere Umstände dies verhindern. Ist es dem Patienten aus irgendwelchen Gründen nicht möglich, den Arzt zwei- oder einmal täglich aufzusuchen, so muß man nolens volens zu einer anderen, wenn auch minder guten Behandlungsart seine Zuflucht nehmen. Die reine innere Therapie in der üblichen Form von Santalpräparaten gibt, wie ich schon hervorgehoben habe, nur mangelhafte Resultate. Darüber kann man sich nicht sonderlich wundern, wenn man bedenkt, daß alle diese Santalpräparate doch nur in ihren in den Urin übergegangenen Bestandteilen im Moment des Durchtrittes des Harnes durch die Harnröhre auf die erkrankte Schleimhaut einwirkt. Eine andersartige Beeinflussung der entzündeten Schleimhaut der vorderen Harnröhre durch Santalpräparate konnte meines Wissens bis jetzt nicht nachgewiesen werden. Nimmt man nun an, daß der Patient 6mal täglich uriniert — bei gesunder Blase dürfte es kaum öfter sein — und daß jeder Urinakt eine halbe Minute dauert, so kommt als Durchtrittsdauer des santalierten Urines 3 Minuten in 24 Stunden in Betracht! Da natürlich die Ausscheidungsprodukte der Santalpräparate im Urin nur verdünnt vorkommen, so dürfte doch wohl ihr Einfluß auf die erkrankte Schleimhaut der vorderen Harnröhre ein minimaler sein. Ganz anders ist die Einwirkung der Santalpräparate bei gonorrhoischer Erkrankung der hinteren Harnröhre und der Blase: hier umspült der santalierte Urin während 24 Stunden dauernd die erkrankte Schleimhaut und ruht oft stundenlang auf einer bestimmten Stelle der entzündeten Mukosa. Hier sind die Bedingungen zur Beeinflussung der krankhaften Prozesse viel günstiger als bei reiner Gonorrhöe der vorderen Harnröhre. Ich kann bei letzterer die Verordnung innerer Mittel — neben den Santalpräparaten kommen in Betracht Salol, Urotropin — nur als Prophylaktikum betrachten, um ein Übergreifen des Krankheitsprozesses auf die hintere Harnröhre möglichst zu verhindern. In diesem Sinne mögen sie neben sonstigen Verhaltungsmaßregeln, wie körperliche Ruhe, Alkoholabstinenz usw., manchmal Dienste tun und insbesondere bei Einspritzungen mit der gewöhnlichen Tripperspritze am Platze sein.

Entschließt man sich, dem Patienten eine solche Spritze in die Hand zu geben, so muß man ihm ganz genaue Vorschriften über deren Gebrauch geben und auch an den Bau der Spritze bestimmte Forderungen stellen. Insbesondere darf das in die Harnröhre einzuführende Ende nicht spitz sein und ja nicht aus Glas bestehen, da sonst leicht eine Verletzung der Harnröhrenschleimhaut erfolgt, durch welche die Gonokokken in das periurethrale Gewebe gelangen und daselbst Abszesse oder Infiltrate erzeugen können. Das Ende der Spritze soll ähnlich wie die Janetsche Kanüle kuppelförmig abgerundet sein und aus Hartgummi oder Kautschuk bestehen. Diese Form hat außerdem den Vorzug, daß dabei die Spritze nur an das äußere Ende der Harnröhre angedrückt zu werden braucht und so die Spülflüssigkeit auch mit diesem Teil der Harnröhre in Berührung kommt. Von großer Wichtigkeit ist die Größe der Spritze. Über diesen Punkt ist ja auch viel geschrieben worden, doch will es mir scheinen, daß man um den Kern der Frage stets herumgegangen ist und daß man die Frage überhaupt falsch gestellt hat: kleine Spritze? große Spritze? Die einen empfehlen Spritzen von 5—6 ccm Inhalt, während die anderen solche von 15 ccm, ja sogar von 30 ccm Inhalt anordnen. Die normale männliche vordere Harnröhre enthalte viel mehr als 5—6 ccm Inhalt, und bei Gebrauch dieser kleinen Spritzen würde die Harnröhrenschleimhaut nicht genügend entfaltet werden, die Spülflüssigkeit käme nicht mit allen Falten und Buchten der Harnröhre in Berührung. Deshalb müsse man Spritzen von 15—30 ccm verwenden, um die Gonokokken in allen ihren Schlupfwinkeln zu erreichen. Ich will gerne zugeben, daß viele männliche vorderen Harnröhren mehr als 5—6 ccm enthalten; nach meinen bei Janetschen Spülungen vorgenommenen Messungen — und diese allein sind maßgebend, wie ich weiter unten zeigen werde — gibt es in der Tat eine große Anzahl vorderer Harnröhren, die 8, 10, 15 ccm enthalten; seltener sind die Fälle von 20 ccm Inhalt, und was darüber geht, ist eine Ausnahme. Doch will diese Berechnung nicht viel heißen. Wir vergessen dabei ganz, daß je nach dem Grad der Schwellung der Harnröhrenschleimhaut — und dieser hängt vom Grad der Entzündung ab, der nicht ohne weiteres von außen zu erkennen ist — die Kapazität der vorderen Harnröhre eine vollkommen verschiedene ist. Wenn wir also beim Beginn der Entzündung eine Kapazität, sagen wir von 6 ccm, feststellen, so können wir sehr wohl bei Zunahme der Entzündung ein Sinken derselben auf 4 ccm und bei Abnahme derselben ein Steigen auf 6, 8 und 10 ccm beobachten. Ich habe Fälle gesehen, in denen im akutesten Stadium die Kapazität 5 ccm betrug, um allmählich bis auf 15 ccm zu steigen. Man müßte also mindestens jede Woche einmal die Kapazität der Harnröhre festsetzen, um ja ein Verschleppen der Keime durch die Einspritzung in die Urethra posterior zu verhindern. Bei den kleinen Einspritzungen geschieht dies im Gegensatz zu den Janetschen Spülungen sehr leicht. Noch bevor die Harnröhre ad maximum gedehnt ist, dringt unter dem Druck des Spritzenstempels die medikamentöse Lösung und mit ihr die Gonokokken in die hintere Harnröhre. Wenn ich daher die Einspritzungen mit der gewöhnlichen Tripperspritze nicht umgehen kann, so lasse ich lieber zu wenig als zu viel einspritzen. Das Quantum der einzuspritzenden Lösung, das ich noch in der ersten Ausgabe dieses Leitfadens mit 4—10 ccm angab, habe ich für die ersten 1—2 Wochen der Behandlung auf 2—3 ccm reduziert; erst mit Abnahme der Entzündungserscheinungen lasse ich bis 6 ccm medikamentöser Lösung spritzen. Meine Erfahrung der letzten Jahre hat mir gezeigt, daß die eben angegebenen Mengen absolut genügen, da ja im Beginn des Trippers nur die vordersten Teile der Harnröhre ergriffen sind; außerdem wird durch Herabsetzung der einzuspritzenden Flüssigkeit die

Zahl der Komplikationen bestimmt vermindert. Natürlich muß darauf geachtet werden, daß während des Einspritzens und solange die Lösung in der Harnröhre festgehalten wird, das Glied nach unten gehalten wird, damit die Lösung auch wirklich nur mit den vordersten Teilen der Harnröhrenschleimhaut in Berührung kommt. Es muß also von unten nach oben eingespritzt werden. Mehr lasse ich nur bei ausgesprochenem Abklingen der Entzündung verwenden. Die Fälle, die bei solchen Mengen der benutzten Lösung nicht heilen, verlangen das Eingreifen des Arztes. Auf jeden Fall wird so eher ein Übergreifen des Erkrankungsprozesses auf die Urethra posterior verhütet — und das sehe ich als unsere Hauptaufgabe bei Behandlung der Gonorrhöe an, da bei der Entwicklung einer Urethritis posterior sämtlichen schweren Komplikationen Tür und Tor geöffnet sind und die Urethritis posterior bereits eine beträchtliche Erschwerung des Krankheitsbildes darstellt. Aus demselben Grunde bin ich absolut dagegen in akuten Fällen dem Patienten das Einführen medikamentöser Stäbchen und Anthrophore, sowie auch der B r u c k schen Caviblenstäbchen zu überlassen. Denn unfehlbar ziehen sich die Patienten bei solchen Selbsteinführungen eine Urethritis posterior, eine Blasenentzündung und nicht selten eine akute Prostatitis oder Epididymitis zu. Wie geistreich die Caviblenstäbchen mit ihrem pulverförmigen Inhalt, Uranoblen, auch erdacht sind, von ihrer besonders starken gonokokkentötenden Wirkung habe ich mich bis jetzt übrigens nicht überzeugen können.

Bei der leider oft nicht zu umgehenden Behandlung der akuten Gonorrhöe mit Hilfe der gewöhnlichen Tripperspritze fragt es sich nun, wie lange die angewandte Lösung in der Harnröhre zurückbehalten werden soll. Ich für meinen Teil bin gegen eine länger als 5 Minuten dauernde Einspritzung. Einen besonderen Erfolg bei zeitlicher Ausdehnung derselben auf 15, ja sogar auf 30 Minuten habe ich nicht beobachten können. Dagegen steigt die Zahl der Erkrankungen der hinteren Harnröhre ganz beträchtlich, sobald wir den Patienten anweisen, die eingeführte Lösung länger zurückzubehalten. Dies ist sehr leicht durch ein Erlahmen des Sphinkters bei längerer forcierter Zurückhaltung der eingespritzten Flüssigkeit zu erklären. Oft gehen diesem Erlahmungszustand Zuckungen der Sphinktermuskeln voraus, wodurch ein Ansaugen der Flüssigkeit und mit ihr der Gonokokken in die Urethra posterior erzielt wird.

Bei der Wahl der zu injizierenden Flüssigkeit ist zu beachten, ob die Harnröhre zur Zeit der Behandlung wenig oder stark entzündet ist, ob der Ausfluß schleimig oder eitrigschleimig, grüngelb ist. Im ersten Fall ist es erlaubt, stärkere Lösungen anzuwenden, während ich im letzteren Fall zum Gebrauch milderer Mittel raten möchte. Sämtliche gebräuchlichen Mittel hier anzuführen, liegt nicht im Sinne dieses Werkchens. Auch bei der Gonorrhöetherapie kommt es sehr viel darauf an, wie ein Mittel angewandt wird. Es seien daher nur einzelne erwähnt. Zu den stärkeren, eine heftige Desquamation hervorrufenden Lösungen gehört: Albargin, das ich in steigender Konzentration verordne 0,1 auf 200 bis 0,2 auf 200, in der dritten bis vierten Krankheitswoche 0,3 auf 200 bis 0,4 auf 200; Protargol, das jedoch mehr reizt, wird gewöhnlich anfangs $^1/_4$%, später bis 1% angewandt. Zu den milderen, anfangs empfehlenswerten Lösungen zähle ich besonders: Hydrargyr. oxycyanat. 0,05 auf 200 bis 0,1 auf 200, bei Abklingen der Entzündung nach Wolff Zinc. sulfoctrbol 0,6 auf 180 oder Zinc. sozojodol. 0,5 bis 200, natrii sozodolin $^1/_{200}$, auch Kali permangan. 0,05—0,1 auf 200. Von den neueren Mitteln empfehle ich: Choleval 0,5—1 auf 200; Targesin 0,5—$^2/_{200}$; Rivanol 0,5—$^1/_{200}$. Ozol, welches aus Meerwasser hergestellt ist. Auf all die neueren Mittel, deren Tiefenwirkung besonders hervorgehoben wird, hier näher einzugehen, halte ich nicht für nützlich, um so mehr, als ich an die berühmte Tiefenwirkung nicht so recht glaube, und überzeugt bin, daß wir die an der Oberfläche der Harnröhrenschleimhaut befindlichen Gonokokken auch mit solchen Mitteln abtöten können, die für die Schleimhaut weniger schädlich sind. Das darf man nämlich in der ganzen Gonorrhöebehandlung nicht vergessen, daß wir nur mit solchen Mitteln die Gonokokken abtöten und die Entzündung bekämpfen sollen, welche die Harnröhrenschleimhaut am wenigsten verletzen. Seitdem, wie ich es schon in der ersten Auflage dieses Buches empfohlen habe, auch von der Mehrzahl der Ärzte stark konzentrierte medikamentöse Lösungen zum Einspritzen in die Harnröhre verpönt sind, hat unbedingt die Zahl der beobachteten Strikturen nachgelassen. Während in früheren Jahrzehnten täglich eine recht stattliche Anzahl von Patienten mit z. T. sehr engen Strikturen mich aufsuchten, sind dieselben in den letzten Jahren im Bild meiner Sprechstunde zur Ausnahme geworden. In diesem Zusammenhang möchte ich insbesondere vor den Guyonschen Installationen mit 2—5 proz. Argentum-nitricum-Lösungen warnen.

Es könnte leicht scheinen, daß ich der Frage der Tripperspritze eine über den Rahmen des vorliegenden Werkchens hinausgehende Besprechung gewidmet habe. Diese findet jedoch ihre Berechtigung in meiner Anschauung, daß ein großer Teil der Erkrankungen der hinteren Harnröhre durch fehlerhafte Behandlung der erkrankten vorderen Harnröhre verursacht und insbesondere durch unrichtige Auswahl und falsche Handhabung der sogenannten Tripperspritze hervorgerufen wird.

5. Vorlesung.

Die akute gonorrhoische Erkrankung der hinteren Harnröhre und der Blase. — Zweigläser- und Dreigläserprobe. — Janetsche Spülungen der ganzen Harnröhre; Technik derselben; anzuwendende Lösungen. — Behandlung der Zystitis mit inneren Mitteln, Diät. — Über die intravenöse Gonakrininjektionen.

Die akute Erkrankung der hinteren Harnröhre und der Blase können wir vom therapeutischen Standpunkt aus zusammen behandeln, um so mehr, als letztere sich oft unmerklich an die erstere anreiht, und es nicht immer leicht ist, zu sagen, ob im gegebenen Falle der Krankheitsprozeß auf die hintere Harnröhre beschränkt ist oder auch den Blasenhals mit ergriffen hat. Manchmal läßt sich sogar nur vermuten, daß der Krankheitsprozeß von der vorderen auf die hintere Harnröhre übergegangen ist, wenn nämlich bei regelrechter Ausspülung der vorderen Harnröhre die Gonokokken nicht aus dem Ausfluß verschwinden, in der vorderen Harnröhre kein extraurethraler Herd zu finden ist, oder bei klarem Urin häufiger Harndrang auftritt. In der Regel jedoch wird die Erkrankung der hinteren Harnröhre einem aufmerksamen Beobachter kaum entgehen. Man muß nur daran festhalten, bei jedem Besuch des Patienten die Zweigläserprobe vorzunehmen. Diese Probe besteht darin, daß der Patient den seit mehreren Stunden zurückgehaltenen Urin in zwei Gläser abläßt. Dabei sollen ungefähr 200 g in das erste Glas gelassen werden. Im großen und ganzen kann man sagen, daß, wenn beide Urinportionen trübe sind, eine Urethritis posterior besteht, ebenso wenn die zweite Urinportion zwar klar erscheint, aber Flocken enthält. Sind Trübungen des Urins oder Flocken nur auf die erste Portion beschränkt, so wird man annehmen dürfen, daß nur die vordere Harnröhre erkrankt ist. Zur Feststellung der Zystitis bedient man sich der Dreigläserprobe: der Patient läßt den lange angehaltenen Urin in drei verschiedene Gläser. Sind nun alle drei Portionen trübe, so kann man wohl eine Blasenentzündung annehmen. Ist die letzte Portion vollkommen klar und sind die zwei ersten trübe, so spricht dies eher für eine Erkrankung der hinteren Harnröhre. Es soll nicht in Abrede gestellt werden, daß sowohl die Zweigläser- wie die Dreigläserprobe ihre Mängel hat und nicht immer vollkommen einwandfreie Resultate ergibt. In der übergroßen Mehrzahl der Fälle aber leisten sie dem Praktiker bei gebührender Berücksichtigung der sonstigen Symptome gute Dienste, und ich möchte diese durchaus einfache und daher täglich anwendbare differentialdiagnostische Methode nicht entbehren. Um Irrtümern vorzubeugen, muß man vor allem an eine mögliche Erkrankung der Prostata denken und beim geringsten Verdacht die Prostata massieren und deren Sekret mikroskopisch untersuchen. Vom klinischen Standpunkt aus kann man sagen, daß, sobald häufiger Harndrang auftritt, die Gonorrhöe von der vorderen nach der hinteren Harnröhre übergegangen ist. Wird der Harndrang sehr stark und schmerzhaft, so ist eine Miterkrankung der Blase anzunehmen. Gesellt sich zum Harndrang ein unwiderstehlicher Drang zur Defäkation und ein Gefühl der Völle im Mastdarm, so liegt eine akute Prostatitis vor.

Sobald eine Urethritis posterior diagnostiziert ist und die Entzündungserscheinungen von seiten der hinteren Harnröhre nicht zu stark sind, insbesondere der Harndrang nicht zu häufig ist, so sind die Janetschen Spülungen der ganzen Harnröhre am Platze, auf jeden Fall tritt nun die Verordnung innerer Harndesinfizientien in ihre Rechte. Hier ist es angezeigt, hohe Dosen von Santalpräparaten zu verordnen: 3—5 g Oleum Santal ostind. oder die entsprechenden Dosen von Santyl, Gonosan, Salosantal, Gonorol, Santal Monal mit Methylenblau usw. oder auch Salol 3mal täglich 1 g, Urotropin Schering 3mal täglich 0,5, Zystopurin, Borovertin, Hexal. Den Hauptwert lege ich aber auch hier auf die lokale Behandlung vermittelst Janetscher Spülungen der ganzen Harnröhre und Blase. Auf die Technik derselben müssen wir daher näher eingehen. Der große Vorteil dieser Spülungen besteht darin, daß der gesamte untere Harntraktus ohne Einführung einer Sonde desinfizierenden Lösungen zugänglich gemacht wird. Dazu ist es nötig, den Widerstand des Sphinkters urethrae externus zu überwinden.

Oft wird dieser Zweck einzig durch Erhöhung des Druckes der einfließenden Flüssigkeitsäule erreicht, indem man den Irrigator 1 m bis 1,50 oberhalb des Sitzes des Patienten aufhängt. Der Patient kann das Überwinden des Schließmuskels dadurch erleichtern, daß er sich anschickt, Urin zu lassen, während die Flüssigkeitssäule auf den Sphinkter drückt. Dadurch öffnet sich letzterer, und die Flüssigkeit hat freien Eintritt. · Sollte das auf diese Weise nicht gelingen, so wird man die Aufmerksamkeit des Patienten durch Unterhaltung mit demselben von der ganzen Manipulation ablenken, wobei manchmal plötzlich der Sphinkter nachgibt. Im allgemeinen lernt der Patient nach einigen Spülungen seinen Sphinkter zu öffnen und die Lösung in die hintere Harnröhre und die Blase einfließen zu lassen. Um diese „Lernzeit" abzukürzen, halte ich es für richtig, bei den ersten Spülungen die Harnröhre zu anästhesieren, wodurch die ganze Spülung schmerzlos ausgeführt werden kann. Zu diesem Zwecke spritze ich vor der Spülung der vorderen Harnröhre 5 ccm einer Alypinlösung 0,5 auf 150 oder einer Kokainlösung $^1/_{200}$ ein, spüle dann die vordere Harnröhre mit $^1/_2$ Liter der angewandten Lösung und spritze dann nochmals 5 ccm der Alypinlösung ein. Nun lasse ich diese Lösung nicht abfließen, sondern setze die Janetsche Kanüle auf, so daß die zuletzt eingeführte Alypinlösung noch in der Harnröhre ist. Auf diese Weise gelangt von der Alypinlösung auch ein Teil in die erkrankten Partien der hinteren Harnröhre und anästhesiert dieselbe bis zu einem gewissen Grad, so daß die Spülung auch dieser empfindlichen Teile nicht gar zu schmerzhaft wird. Im ganzen verwende ich für die Spülung der hinteren Harnrnöhre und Blase ebenfalls einen halben Liter Lösung. Sobald man spürt, daß die Blase sich kontrahiert, muß man die Kanüle absetzen und den Patienten die eingelaufene Menge Lösung urinieren lassen. Wenn dies geschehen ist, setzt man die

Kanüle wieder an und läßt die Lösung wieder in die Blase laufen. Dabei möchte ich noch auf folgende Punkte aufmerksam machen, deren Beachtung das Einlaufen der Lösung in die Blase entschieden erleichtert. Man muß die Kanüle so ansetzen, daß die einfließende Flüssigkeitssäule nicht auf einen Teil der Seitenwand der Harnröhre gelangt, sondern direkt auf den Punkt, in dem sich sämtliche Wände der Harnröhre treffen, und welcher der Zentralfigur im urethroskopischen Bilde entspricht. Mit anderen Worten, die Flüssigkeitssäule in der Kanüle muß genau die Längsrichtung der Harnröhre fortsetzen und darf keinen Winkel zur Längsrichtung der Urethra bilden. Einen anderen wesentlichen Faktor zum Gelingen der Durchspülung der Harnröhre bildet die Wärme der Flüssigkeit. Freilich läßt sich nicht sagen, daß heiße Lösungen besser einfließen als lauwarme oder umgekehrt. Man muß vielmehr bei Schwierigkeiten der Durchspülung das Temperaturoptimum für jeden Patienten zu finden suchen. Bei manchen Kranken läßt der Krampf des Sphinkters nach, wenn wir lauwarme oder warme Spülungen machen; bei anderen Patienten nützen alle Hilfsmittel nichts, und der Sphinkter öffnet sich erst vor einer heißen Spülung von 45—50° C. Gewöhnlich soll bei den Janetschen Spülungen — auch der vorderen Harnröhre — die Spülflüssigkeit eine Temperatur von 40° C haben. Die Wahl und Konzentration des Medikamentes selbst ist bei der hinteren Harnröhre, abgesehen von der Wirkung desselben, durch die hervorgerufenen Schmerzen bedingt. Argentum nitric., Protargol und viele andere gute Antigonorrhoika rufen einen fürchterlich schmerzhaften, oft langanhaltenden Tenesmus hervor; auch bei Albargin, Kali permanganic., Hydrargyrum oxycyanatum kann selbst bei starker Verdünnung die Spülung von recht schmerzhaftem Tenesmus gefolgt sein. Das einzige Mittel, bei dem ich bis jetzt keine schmerzhaften Tenesmen habe auftreten sehen, ist das Argyrol. Dieses Silberproteid wird für die hintere Harnröhre in Lösungen von 0,25—0,5 : 1000 angewandt. Freilich wird nur ein Teil der gonorrhoischen Urethritiden günstig von Argyrol beeinflußt, während dasselbe bei anderen vollkommen wirkungslos ist. Sobald also mehrere Argyrolspülungen keinerlei Besserung hervorgerufen haben, so ist es ratsam, das Präparat durch eine Lösung von Kali permanganic. 0,1—0,3 : 1000 oder von

Hydrargyrum oxycyanatum 0,1—0,2:1000 zu ersetzen. In letzter Zeit haben sich mir Lösungen von Targesin 0,5—$^{1}/_{1000}$ und Rivanol 0,25—$^{1}/_{1000}$ gut bewährt. Es ist auffallend, wie verschieden sich die einzelnen Patienten den verschiedenen Mitteln gegenüber verhalten. Während der eine eine Durchspülung einer Kali-permanganic.-Lösung ganz schmerzlos verträgt, ist ein anderer danach von den größten Schmerzen befallen. Meiner Erfahrung nach wird nach dem Argyrol das Hydrargyrum oxycyanatum bei Durchspülung der Harnröhre am leichtesten ertragen. Es muß aber auch betont werden, daß bei denselben Patienten dieselben Lösungen manchmal keinerlei Schmerzen hervorrufen, während sie andere Male heftige Tenesmen erzeugen. Man wird also hier in der Konzentration wie in der Wahl des Mittels ab- und zugeben müssen und sich einerseits von den durch die Lösung hervorgerufenen Schmerzen, andererseits durch den Erfolg der betreffenden Spülungen leiten lassen und gegebenenfalls einen Wechsel vornehmen. Bei manchen Patienten werden Spülungen mit Kollargol Heyden (1:5000 bis 1:1000) gut ertragen werden und von günstiger Wirkung sein, besonders bei Erkrankung der Blase. Selbstredend wird man bei schon bestehenden starken spontanen Schmerzen und Harndrang, wie es sich besonders beim Übergreifen des pathologischen Prozesses auf den Blasenhals und die Blase einstellt, jede lokale Behandlung unterlassen und damit warten, bis diese Symptome zurückgegangen sind. Inzwischen wird man Bettruhe, leichte, reizlose Diät und Wärmeapplikationen auf die Blasengegend (am besten vermittelst Leinsamenkataplasmen) verordnen. Außerdem sind innere Mittel wie Salol, Urotropin, Helmitol, auch Santalpräparate am Platze. Die Schmerzen und den quälenden Harndrang wird man mit Morphium oder Opiumstuhlzäpfchen bekämpfen. Gut bewährt haben sich mir Suppositorien mit 0,5—1 g Antipyrin und 0,03—0,05 Extr. opii, eins morgens und eins abends einzuführen. Stets ist in diesen Fällen für regelmäßigen Stuhlgang zu sorgen.

Bei Gonorrhoea incipiens sowie bei Gonorrhoea posterior und Prostatitis habe ich auch die vielerseits empfohlenen intravenösen Injektionen von G o n a k r i n (= Trypaflavin, Acriflavin) angewandt, und zwar habe ich 2—3mal wöchentlich je 3—5 ccm einer 2proz. Lösung eingespritzt. Diese Einspritzungen erzielen zweifellos in gewissen Fällen auffallende

Erfolge, man kann sogar danach in manchen hartnäckigen Fällen den Ausfluß plötzlich verschwinden sehen. Aber leider hat diese Therapie manchmal schwerwiegende Nachteile. Sehr häufig klagt der Patient noch während der Einspritzung über allgemeines Unbehagen, Gefühl der Hitze im Kopf und Perineum, Rötung des Gesichtes, Herzklopfen, Brechreiz; selten tritt auch leichter Kollaps ein. Während nun all diese Erscheinungen rasch vorübergehen, habe ich in mehreren Fällen recht peinliche Nachkrankheiten gesehen, nämlich Ikterus mit Magenbeschwerden und Gelbfärbung der Haut und Skleren und vor allem schwere phlebitische Erscheinungen. In diesen letzteren Fällen traten die durch Phlebitis hervorgerufenen schmerzhaften ödematösen Schwellungen an den Händen und Armen auf, und zwar, was ausdrücklich betont werden muß, fernab von dem Ort der Einspritzungen, z. B. an dem Arm und der Hand der linken Seite nach Einspritzung in die Kubitalvene des rechten Armes, ferner an den Füßen und Unterschenkeln. Diese Phlebitiden und ihre Begleiterscheinungen gingen nur sehr langsam zurück. Angesichts der Möglichkeit solcher Nachkrankheiten ist die Anwendung des Gonakrins nur bei jungen kräftigen Leuten angängig, deren Gefäßsystem und deren Leber vollkommen normal sind.

---

6. Vorlesung.

Akute Prostatitis. — Diffuse parenchymatöse und interstitielle Prostatitis. — Glanduläre Prostatitis. — Prostatamassage. — Intramuskuläre Elektrargolinjektionen. — Spermatozystitis.

Die Urethritis posterior acuta hat leicht akute Prostatitis zur Folge, sei es spontan oder unter Einwirkung äußerer Umstände wie Reiten, Fahren, Koitieren, Onanieren einerseits, unzweckmäßiger Behandlung, insbesondere Einführung von Sonden andererseits. Auf die vom pathologisch-anatomischen Gesichtspunkte aus gewiß berechtigten Einteilungen der akuten Prostataentzündungen in so und so viele Unterarten kann ich hier nicht eingehen. Vom therapeutischen Standpunkte aus unterscheiden wir Entzündungen, die sich auf die eigentlichen Drüsen der Prostata und ihre Ausführungsgänge beschränken und solche, die das ganze

Gewebe des Prostataorganes ergreifen. Die ersten bezeichnet man als katarrhalische, auch glanduläre Prostatitis oder, wenn die Drüsenausführungsgänge verstopft sind, als follikuläre; die letztere als diffuse parenchymatöse und interstitielle Prostatitis, die auch zur Abszeßbildung führen kann. Die katarrhalische oder glanduläre Prostatitis ist die mildeste Form der Prostataerkrankung und kann sich unbemerkt im Laufe einer jeden Urethritis posterior entwickeln. Führen daher die Janetschen Spülungen der ganzen Harnröhre zu keiner Besserung, so soll man stets an die Möglichkeit einer Prostatitis glandularis denken und das Prostatasekret untersuchen. Damit diese Untersuchung jedoch ein einwandfreies Resultat ergebe, soll der Patient vor der Massage den größten Teil seines Urins entleeren, damit man nicht durch aus der Harnröhre stammende Eiterzellen und Gonokokken irregeführt wird. Noch sicherer ist es, der diagnostischen Prostatamassage eine leichte Janetsche Spülung der ganzen Harnröhre, z. B. mit Kali permanganic. 1:10000 vorauszuschicken. Zur mikroskopischen Untersuchung ist es ratsam, das Prostatasekret längere Zeit lufttrocknen zu lassen. Sind im Prostatasekret Gonokokken nachweisbar, so muß die Rektalpalpation die Art der Erkrankung kund tun, da man sich auf die klinischen Zeichen, wie Schmerzen in der hinteren Harnröhre, stärkeren Harndrang, nicht verlassen kann. Bei der einfachen katarrhalischen glandulären Prostatitis fühlt sich die Prostata vollkommen normal an und ist nicht vergrößert, bei der follikulären Prostatitis fühlt man zuweilen in der nicht vergrößerten Prostata einzelne harte, druckempfindliche Knötchen. Die diffuse parenchymatöse und interstitielle Prostatitis ist in der Regel leichter zu diagnostizieren. Unter Abnehmen des Harnröhrenausflusses nehmen der Harndrang und die Schmerzen beim Urinlassen zu, zugleich klagt der Patient über ein Gefühl der Völle am Damm und im After. Beim Umsichgreifen des Prozesses gesellt sich diesen Symptomen Schwierigkeiten beim Urinlassen, ja sogar Retentio urinae bei, dazu kommen heftige, quälende Schmerzen im Damm und im After, die einerseits in den Penis, andererseits ins Kreuz und die Beckenknochen sowie in die Oberschenkel ausstrahlen. Dabei leidet das Allgemeinbefinden sehr, nicht zuletzt unter den schmerzhaften Erektionen und Pollutionen. Die Behandlung bei der zuletzt skizzierten diffusen parenchymatösen und interstitiellen Prostatitis ist in erster Linie eine abwartende unter Vermeidung jeglicher lokaler Behandlung. Insbesondere sind Spülungen der Harnröhre und Massage der Prostata verpönt. Bezüglich letzterer gibt es jedoch eine Ausnahme: wenn man bei dem Abtasten der Prostata deutlich Fluktuation spürt und feststellt, daß bei leichtem Druck auf den Abszeß Eiter an der Harnröhre ausfließt, dann ist es angebracht, diese Prozedur täglich zu wiederholen, natürlich mit aller Vorsicht und unter Vermeidung jeglichen starken Druckes. Man wird strenge

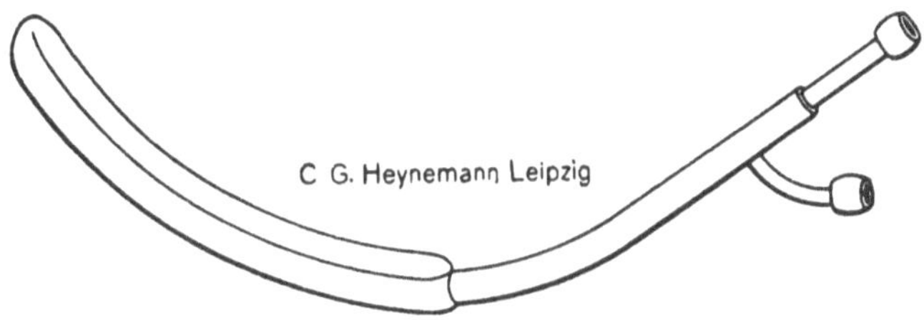

Fig. 4.

Bettruhe, nur leichte, reizlose Diät verordnen, dazu Wärmeapplikationen in Gestalt von Kataplasmen auf die suprapubische und die Dammgegend und zwei- bis dreimal täglich warme Sitzbäder (35—45° C) von $^1/_4$—$^1/_2$ Stunde Dauer. Diese Wärmeapplikationen sind von ausgezeichneter Wirkung

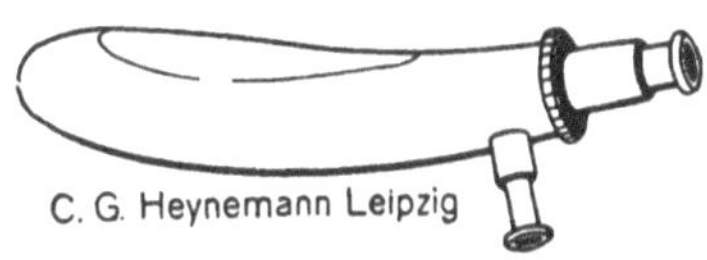

Fig. 5.

sowohl auf den Krankheitsprozeß selbst, dessen Resorption rascher und besser vor sich geht, als auf die Schmerzen, die sie entschieden lindern. Von Eisapplikationen möchte ich direkt abraten. Große Aufmerksamkeit muß man der Stuhlentleerung zuwenden. Abgesehen von der Diät (viel Kompott) wird man leichte Abführmittel (Rhabarber, Purgen) geben. Bei großen Schmerzen gebe ich sofort die oben schon angegebenen Antipyrin-Opium-Suppositorien, die eine beruhigende Wirkung ausüben. Bei Nachlaß der Schmerzen kann man diese Suppositorien durch solche ersetzen, die zu gleicher Zeit einen resorbierenden Einfluß auf den Entzündungsprozeß ausüben, so Ichthyol oder Thigenol 0,3, Extr. opii 0,03—0,05, Extr. belladonn. 0,03, Butyr. Cacao 3,00 m. f. supposit. Nr. 1. Von solchen Suppositorien kann der Patient täglich zwei einführen. Sehr gut wirken oft Kollargolsuppositorien, deren Einführung mit Vorteil ein Reinigungsklystier vorausgeschickt wird. Dieselben werden wie folgt verordnet: Kollargol 0,5—1,0, Talc. pulv. 0,5—1,0, Ol. Cacao 19,0—18,0 f. supposit Nr. X. Haben die Schmerzen vollkommen nachgelassen und ist der Harndrang geringer, so kann man vermittelst des Arzbergerschen oder Frankschen Apparates (s. Fig. 4 u. 5) die Wärme direkt auf die erkrankte Prostata applizieren. Man wähle einen Apparat mit großer Krümmung und führe denselben gut geölt und vorsichtig in das Rektum ein, so daß die Prostata in dessen Konkavität zu liegen kommt. Man läßt nun durch den Apparat 1—2 Liter warmes Wasser laufen (35—45° C, je nach der Empfindlichkeit des Patienten). Das warme Wasser kommt mit der Darmschleimhaut direkt nicht in Berührung, es fließt nur in den Apparat selbst ein und aus demselben heraus. Man verfehle dabei nicht, auch dic nächste Umgebung des Anus mit Vaseline einzufetten, da die Haut gegen Wärme noch empfindlicher ist als die Schleimhaut. Die bisher geschilderten therapeutischen Maßnahmen können nach Übersteigen des Höhepunktes des Prozesses oder nach Durchbruch des Eiters in die Harnröhre durch sehr vorsichtige Injektionen von Gonokokkenvakzinen unterstützt werden. Ich werde in einer besonderen Vorlesung auf die Anwendung von Sera und Vakzinen bei gonorrhoischen Erkrankungen eingehen und daher hier nur erwähnen, daß deren Wirkung bei gonorrhoischen Prostataentzündungen nicht einwandfrei nachgewiesen ist, daß aber in manchen Fällen die Gonokokkenvakzinen die übrigen therapeutischen Maßnahmen zu unterstützen scheinen. Auf jeden Fall muß man bei diffuser parenchymatöser und interstitieller Prostatitis die Gonokokkenvakzine nur in kleinen Dosen und in gemessenen Abständen anwenden, insbesondere den Ablauf jeder Reaktionserscheinung abwarten (Temperaturerhöhung, Zunahme der Schmerzen und des Harndrangs!), bevor man eine zweite Injektion macht. Man wird mit der Injektion von 2 Millionen abgetöteter Keime beginnen und ganz langsam auf 10 Millionen steigen. Am besten haben sich mir gerade in Fällen von schwerer diffuser Prostatitis mit hohem Fieber und starker Anschwellung des Organes intramuskuläre Injektionen von 2—5 g Elektrargol, 1—2mal täglich ausgeführt, bewährt. Will man die Einwirkung des Elektrargol schneller herbeiführen, so macht man einmal täglich eine intravenöse Einspritzung von 2—5 ccm Elektrargol.

Als chronologisch gesprochen letzte therapeutische Maßnahme ist die Prostatamassage zu nennen. Diese darf erst angewandt werden, wenn die Schwellung der Prostata im ganzen zurückgegangen ist, die Entzündungsherde schon in Resorption begriffen sind und kein Abszeßdurchbruch nach dem Darme mehr zu befürchten ist. Fühlt man übrigens dicht unter der rektalen Prostatafläche einen fluktuierenden Abszeß, so wird man zunächst, wie bereits oben angegeben, denselben vorsichtig exprimieren. In den allermeisten Fällen wird man denselben auf diese Weise zum Ausheilen bringen. Nur selten wird es nötig sein, denselben vom Rektum aus einzuschneiden, um eine lästige Harnröhren-Prostata-Darmfistel zu vermeiden, und zwar dann, wenn die Massage kein Abfließen des Eiters durch die Harnröhre zur Folge hat, d. h. wenn keine direkte oder genügende Verbindung zwischen Harnröhre und Abszeß besteht. Eventuell ist eine perineale Inzision indiziert. Die mehr zentral oder urethralwärts gelegenen Abszesse brechen gewöhnlich unter entsprechender abwartender Therapie in die Harnröhre durch. Die Prostatamassage im akuten Stadium angewandt oder zu energisch ausgeführt, kann recht unangenehme Folgen haben, wie Epididymitis, Bildung neuer Herde in anderen Prostatalappen. Die Prostatamassage soll nur mit dem mit einem Gummifingerling überzogenen, gut geölten Finger ausgeführt werden. Ich verwerfe entschieden alle Instrumente, metallene Finger und ähnliche, die zur Massage der Prostata angegeben worden sind. Nur der Finger ist imstande, den Untersucher jeden Augenblick über die Konsistenz des eben massierten Prostatateiles zu unterrichten und ihm auf diese Weise im wahren Sinne des Wortes Fingerzeige zu geben, an welchen Stellen er massieren soll, wo er nur mit Vorsicht und oberflächlich die Massage ausführen darf und wo er — in chronischen Fällen — etwas energischer zugreifen darf, um mit der Massage eine Art Expression der Prostata vorzunehmen. Dies zur Verteidigung der digitalen Massage; die zuletzt erwähnte Expressionsmassage ist natürlich bei akuter diffuser Prostatitis nicht am Platze. Erst bei vollkommenem Abklingen sämtlicher Symptome und starker Rückbildung der Prostataschwellung, so daß nur noch einzelne kleine Partien infiltriert erscheinen, wird man dieselbe ausführen dürfen.

Früher ist die Prostatamassage bei der glandulären und follikulären akuten Prostatitis gestattet. Hier wird man überhaupt viel früher als bei der diffusen Prostatitis zur lokalen Behandlung übergehen, um so mehr als ja die akuten Reizerscheinungen sehr oft fehlen oder wenig ausgesprochen sind. In diesem Falle kann die Massage auch bald energischer ausgeführt werden. Jeder Prostatamassage, die übrigens nie bei vollkommen leerer Blase ausgeführt werden soll, hat eine Durchspülung der ganzen Harnröhre nach Janet mit einer leichten desinfizierenden Lösung, mit Vorliebe Hydrargyr. oxycyan. 0,1:1000 bis 0,2:1000 zu folgen. Auch kann man hier früher als bei der diffusen Prostatitis mit Vakzine-Injektionen beginnen und mit den Dosen schneller in die Höhe gehen. Man wird anfangs 5 Millionen abgetötete Keime injizieren und — sofern keine starke Reaktion einsetzt — bald auf 10, 15, 20 Millionen steigen und in den subakuten Fällen bis 50 Millionen auf einmal injizieren.

Alles, was über die Therapie der Prostatitis gesagt ist, gilt auch für die Behandlung der gonorrhoischen Samenblasenentzündung.

Die Diagnose der Spermatocystitis gonorrhoica ergibt sich aus dem Befund der Rektalpalpation der Samenblasen und aus der mikroskopischen Untersuchung des durch Expression gewonnenen Sekretes derselben.

---

7. Vorlesung.

Epididymitis; Elektrargolbehandlung; Vakzinotherapie. — Behandlung mit Violettstrahlen.

Eine Komplikation der akuten Gonorrhöe, die bei zweckentsprechendem Verhalten des Patienten und gleichzeitiger Vornahme Janetscher Spülungen nur ausnahmsweise auftritt, ist die Nebenhodenentzündung. Ich habe freilich in den letzten Jahren den Eindruck gewonnen, daß die Nebenhodenentzündung viel seltener geworden ist wie vor 20—30 Jahren und auch, daß dieselbe lange nicht so stürmisch und überaus schmerzhaft wie dazumal verläuft. Dies dürfte, abgesehen von den milderen Behandlungsmethoden der Gonorrhöe, die immer größeren Anklang finden, doch auch mit einem milderen „Genius Morbi“ zusammenhängen, der im letzteren Jahrzehnt eingesetzt hat und m. E. von einer Umwandlung des infizierenden Gonokokkus abzuleiten ist. Wenn auch die Gonorrhöe noch ebenso oft wie früher sich sehr lang hinziehen kann und deren Behandlung oft für Kranke und Ärzte eine sehr große Geduldsprobe darstellt, so treten doch die überaus akuten und schmerzhaften Komplikationen in ihrer Häufigkeit und in ihrem Grade sehr gegen früher zurück. Der entzündete Nebenhode insbesondere erreicht nicht mehr wie früher die Größe einer großen Orange oder einer großen Birne, die begleitende Hydrozele ist meist sehr gering, während sie früher 50—100 ccm betrug. Auch die so schmerzhaften akuten Blasenentzündungen mit ständigem Harndrang sind viel seltener geworden wie früher, ebenso die so gefährlichen und schmerzhaften parenchymatösen Prostataentzündungen.

Was nun speziell die Nebenhodenentzündung anbelangt, so treffen wir dieselben vor allem bei Patienten, die schwer arbeiten und dabei kein Suspensorium tragen, oder bei solchen, die trotz der Krankheit koitieren oder onanieren, oder an häufigen Erektionen leiden oder reiten, tanzen, Sport treiben usw.; ferner aber bei solchen, die selbst Einspritzungen in die Harnröhre vornehmen, dabei zu viel auf einmal einspritzen und zu schnell injizieren; dann finden wir die Epididymitis häufig auch bei Patienten, die nur durch innere Mittel sich zu kurieren suchen. Durch diese Bemerkungen ist die Prophylaxis der Epididymitis gegeben. In der Tat habe ich seit langen Jahren bei denjenigen Patienten, die ich von vornherein selbst mit Janetschen Spülungen habe behandeln können, nur äußerst selten eine Epididymitis auftreten sehen. Die vom Arzt ausgeführten Janetschen Spülungen der vorderen Harnröhre stellen daher die beste Prophylaxe der Epididymitis dar. Einen wichtigen Faktor der Verhütung der Nebenhodenentzündung bietet das Tragen eines gutsitzenden und die Hoden beim Stehen wirklich unterstützenden und tragenden Suspensoriums. Gar zu oft findet man die Suspensorien derart angezogen, daß der Beutel lose am Hoden und Nebenhoden herumhängt; von einer günstigen Wirkung kann unter solchen Umständen natürlich nicht die Rede sein. Man muß stets darauf achten, daß

Nebenhoden und Hoden von dem nötigenfalls mit Watte gut ausgepolsterten Suspensorium wirklich gestützt und getragen werden.

Ist eine Nebenhodenentzündung ausgebrochen, so gehört die Ruhigstellung des erkrankten Organes durch ein gutes Suspensorium zu den ersten Maßnahmen, da dadurch die Schmerzen in hohem Maße verringert werden und das Übergreifen des Krankheitsprozesses auf den anderen Nebenhoden immerhin bis zu einem gewissen Grade verhütet wird. Als zu diesem Zwecke geeignetes Suspensorium möchte ich das echte Langlebertsche Suspensorium empfehlen, das eine ausgezeichnete Ruhigstellung des Hodens ermöglicht. Bis vor wenigen Jahren bestand die Therapie der Epididymitis in der Hauptsache im Tragen eines Suspensoriums, nötigenfalls in Bettruhe, reizloser Diät und Anwendung von kalten, ja eiskalten Umschlägen oder auch von warmen Applikationen. Vor dem Gebrauch eiskalter Umschläge möchte ich dringend warnen, da danach die Resorption des Krankheitsprozesses eine äußerst langsame und mangelhafte ist und — bei beiderseitiger Epididymitis — mit beinahe absoluter Sicherheit Sterilität erfolgt. Die Anwendung warmer Umschläge oder heißer Leinsamkataplasmen gibt entschieden bessere Resultate. Immerhin wird bei dieser alleinigen Behandlung der Entzündungsprozeß meist seinen vollen Gang durchlaufen, der Nebenhode wird mehr oder weniger bis zur Akme anschwellen, wodurch dem Patienten fürchterliche Schmerzen und viele schlaflose Nächte verursacht werden, und es wird Wochen dauern, bis die Entzündung unter Hinterlassung meist großer, derber Knoten so ziemlich abgelaufen ist und der Patient wieder arbeitsfähig sein wird. Die Funktionsfähigkeit des betreffenden Hodens wird aber als erloschen anzusehen sein, und bei beiderseitiger Epididymitis endet der Krankheitsprozeß fast immer mit der Sterilität des Mannes. Wie man sieht, ist die bisher beschriebene „klassische“ Behandlungsmethode nicht als besonders erfolgreich zu bezeichnen. Manchen Autoren scheint die Punktion des erkrankten Nebenhodens bessere Resultate gegeben zu haben, doch habe ich mich persönlich nicht von den Vorteilen dieser Methode überzeugen können. Eine gute Behandlung der Epididymitis soll meines Erachtens nicht so sehr eine möglichst schnelle Abnahme der Schmerzen und des eventuell vorhandenen Fiebers bezwecken, als vielmehr eine maximale Abkürzung der Dauer des Entzündungsprozesses, wodurch eine nur wenige Tage dauernde Erwerbsunfähigkeit erzielt oder eine solche überhaupt vermieden wird; ferner soll eine gute Behandlung eine möglichst vollkommene Restitutio ad integrum des erkrankt gewesenen Organes ergeben und zwar sowohl anatomisch wie vor allem in funktioneller Hinsicht. Sowohl die Punktions- wie die Aspirationsmethode haben diese Forderungen nur insofern erfüllt, als die starken Schmerzen oft nachlassen; eine Verkürzung des Krankheitsprozesses wird dadurch aber nicht erzielt, auch wird der endgültige Ausgang der Erkrankung nicht im günstigen Sinne beeinflußt, indem die Bildung großer, derber, unförmiger Infiltrate nicht zu umgehen war. Nachdem man sich dazu entschlossen hatte, in den erkrankten Nebenhoden eine Nadel einzustechen und zu aspirieren, lag der Gedanke nahe, in das erkrankte Gewebe direkt gonokokkentötende Lösungen einzuspritzen und so eine Abkürzung des Krankheitsprozesses zu erzielen, wodurch wieder die Bildung einer die Samenkanälchen obstruierenden Bindegewebswucherung verhindert würde. Dadurch würde man die Sterilität des Mannes verhindern. Nach verschiedenen ermunternden Versuchen mit Argentum nitricum, Protargol und Kollargol wandte ich ebenso wie Hamonic das kolloidale Silber in der Form des Elektrargol Clin an. Das Elektrargol unterscheidet sich in seiner Herstellung von dem auf chemischem Wege dargestellten kolloidalen Silber (Kollargol) durch Anwendung des elektrischen Funkens, welcher in destilliertem Wasser von einer Silberplatte auf die andere überspringt. Das Elektrargol stellt eine vollkommen reine, aus kleinsten, unter sich gleichen ultramikroskopischen Partikelchen bestehende Pseudolösung kolloidalen Silbers dar. Diese Beschaffenheit des Elektrargols scheint bei der Wirkung auf die erkrankten Gewebe von besonderer Bedeutung zu sein, um so mehr als das kolloidale Silber nicht nur durch seine keimtötenden Eigenschaften, sondern auch durch seine katalytische Kraft wirkt. Nach vorheriger Bepinselung einer kleinen Hautstelle mit Jodtinktur, wodurch eine schmerzlose Desinfektion der Haut an der Einstichstelle erreicht wird, sticht man eine dünne Nadel in den erkrankten Nebenhoden ein und spritzt langsam Elektrargol in denselben ein. Während ich früher 1—2 ccm intraepididymär einspritzte, bin ich in den letzten Jahren auf $^1/_2$—1 ccm zurückgegangen;

auf diese Weise ist die auf die Einspritzung folgende Spannung im Hoden viel geringer. Direkt nach der Einspritzung nämlich klagen manche Patienten über erhöhte Schmerzen, andere freilich auch über starke, in die Beuge ausstrahlende Schmerzen, die $^1/_4$—$^1/_2$ Stunde andauern können. In diesen Fällen läßt man dem Patienten ein Suppositorium mit 0,03 Morphium einführen oder macht ihm eine subkutane Einspritzung von 0,01 Morphium. Außerdem bestrahle ich in letzter Zeit den Nebenhoden nach erfolgter Elektrargolinjektion mit Violettstrahlen, wodurch die schmerzhafte Reaktion stark herabgesetzt wird. Luys, der in 200 Fällen über glänzende Erfolge mit der Behandlung der Nebenhodenentzündung durch intraepididymäre Elektrargoleinspritzung berichtet, spritzt zunächst 1 ccm einer 10proz. Novokainlösung in den erkrankten Nebenhoden und erst einige Minuten nachher 3—5 ccm Elektrargol. Zu gleicher Zeit ist oft eine leichte Anschwellung des entzündeten Nebenhodens zu beobachten, der jedoch nach 12—24 Stunden stark abschwillt.

Einige Stunden nach der Einspritzung sind die Schmerzen vollkommen verschwunden oder nur noch gering und erträglich, während zu gleicher Zeit ein Gefühl der lokalen Entspannung und der allgemeinen Erleichterung sich geltend macht. In einem Teil der Fälle genügt eine einzige Einspritzung, um den ganzen Krankheitsprozeß zum Abortieren zu bringen. Dabei kommt es in erster Linie auf das Stadium der Erkrankung an, in welchem wir den Patienten in Behandlung bekommen. Je frühzeitiger die Elektrargolinjektion gemacht wird, um so günstiger ist ihre Wirkung. Ist die Epididymitis im ersten Beginn ihrer Entwicklung, so zwar, daß die erkrankten Teile geschwollen und beim Betasten schmerzhaft sind, die umgebenden Gewebe aber vollkommen frei verschiebbar, so wird es oft gelingen, durch eine einzige Elektrargoleinspritzung den pathologischen Prozeß zum Stillstand zu bringen: nach einem Tag ist jede schmerzhafte Empfindung im Nebenhoden geschwunden, und nach drei Tagen hat der Nebenhode seine normale Form wieder gewonnen. Sämtliche Fälle, die ich in diesem ersten Stadium der Erkrankung der Abortivmethode mit Elektrargol unterwerfen konnte, sind ohne Bildung von noch so kleinen Infiltraten geheilt. In mehreren Fällen, in denen der anderseitige Nebenhode von einer früheren Entzündung her ein großes, derbes Filtrat darbot, von dem wohl angenommen werden konnte, daß es keine Spermatozoen durchließ, habe ich dennoch nach Ablauf der akuten Entzündung Spermatozoen im Sperma nachweisen können. Hiermit ist doch wohl der Beweis erbracht, daß bei Anwendung der Elektrargolinjektionen im ersten Stadium der Erkrankung der Nebenhode in kürzester Frist ohne Filtratbildung und ohne funktionelle Einbuße zu heilen pflegt. Man muß daher sofort bei Beginn der Nebenhodenentzündung, auch wenn die Schwellung und die Schmerzen sehr gering sind, zur Elektrargolabortivmethode greifen, um eine vollkommene Restitutio ad integrum sowohl in anatomischer als in funktioneller Hinsicht zu verbürgen. In den vorgeschrittenen Fällen von Nebenhodenentzündung, in denen der Nebenhode selbst stark geschwollen ist, die umliegenden Gewebe ödematös infiltriert sind, die Haut glatt, glänzend und gespannt ist, genügt natürlich eine Elektrargolinjektion nicht; aber auch hier tritt nach der ersten Einspritzung schon eine bedeutende Besserung ein. Gerade in solchen Fällen machen sich freilich bohrende, bis in die Leisten ausstrahlende Schmerzen geltend, aber auch diese verschwinden nach einigen Stunden, um dann einem Gefühl der Erleichterung und lokalen Entspannung zu weichen. Die Schmerzen kehren nicht wieder zurück. Doch muß in diesen vorgeschrittenen Fällen nach 24 Stunden eine zweite und, wenn nötig, nach weiteren 24 Stunden eine dritte Injektion erfolgen. Nur in sehr hartnäckigen Fällen sind eine oder zwei weitere Injektionen notwendig, doch bildet das die Ausnahme. In der Regel ist auch in den schweren Fällen bei Anwendung der Elektrargolinjektionen der Patient nach 3 Tagen wieder erwerbsfähig. Hierin liegt ein weiterer enormer Vorzug dieser Behandlungsmethode: die Erwerbsunfähigkeit ist auf ein Minimum reduziert. Mit ihr sind die früher gar nicht seltenen Fälle von drei- bis vierwöchiger Erwerbsunfähigkeit vollkommen ausgeschlossen. Ein weiterer Vorteil der Elektrargolinjektionen besteht in der Restitutio ad integrum des erkrankten Nebenhodens. Auch in den schweren Fällen von Epididymitis nimmt bei Behandlung mit Elektrargol der Nebenhode meist wieder seine frühere Form an. Es bleibt nichts von derben, schmerzhaften Infiltraten übrig, wie wir das bei der herkömmlichen Behandlungsmethode gewohnt sind. Selbst wenn ausnahmsweise der Rückgang der Schwellung mehrere Wochen in Anspruch nimmt, so gewinnt doch zum Schluß der Nebenhode meist seine ursprüngliche Gestalt wieder. In diesen schwereren Fällen ist es übrigens ratsam, nach Abklingen der akuten Erscheinungen die Resorption des Filtrates durch Applikation heißer Kataplasmen und durch Gebrauch heißer Sitzbäder mit Staßfurter Salz, Dürrheimer Salz oder Kreuznacher Sole zu begünstigen. Soweit vereinzelte Beobachtungen von doppelseitiger Nebenhodenentzündung oder solcher Fälle, in denen frühere anderseitige Epididymitis ein großes, hartes, für Spermatozoen wohl undurchdringliches Infiltrat zurückgelassen hat, ein Urteil erlauben, heilt auch die schwere Nebenhodenentzündung nach Elektrargolbehandlung mit vollkommener funktioneller Restitutio ad integrum. Dem manchmal auftretenden anfänglichen Temperaturanstieg nach der Elektrargolinjektion folgt alsbald ein kritischer Temperaturabfall. Aus den obigen Auseinandersetzungen geht zur Genüge hervor, daß wir in der Elektrargolbehandlung der akuten Epididymitis eine in gewissen Fällen abortiv wirkende, auf jeden Fall die Dauer der Erkrankung enorm verkürzende Methode besitzen, die außerdem in der Regel zur vollkommenen anatomischen und funktionellen Restitutio ad integrum führt.

Bei empfindlichen Patienten oder solchen, die vor Einspritzungen zurückschrecken, habe ich in den letzten Jahren eine Behandlungsmethode der Epididymitis eingeführt, die jeder Arzt durchführen kann, nämlich die A p p l i k a t i o n v o n V i o l e t t s t r a h l e n. Dazu genügt der im Handel befindliche viel angewandte Apparat Vitaefonds oder ähnliche Apparate. Diese Strahlen werden zweimal täglich, wenn möglich auch öfter, appliziert, und zwar $^{1}/_{4}$—$^{1}/_{2}$ Stunde. Man benützt dazu die breite, runde Elektrode (Fig. 6). Es ist

Fig. 6

geradezu verblüffend, wie man sozusagen unter der Hand die entzündliche Geschwulst dahinschmelzen fühlt, freilich um einige Stunden nachher wieder etwas zuzunehmen. Aber sicher wird durch diese Behandlung eine weitere Zunahme der Geschwulst verhindert, der Patient fühlt nach der Bestrahlung eine ausgesprochene Entspannung und Erleichterung; dazu kommt, daß bei Anwendung der Violettstrahlen sofort nach Beginn der Schwellung des Nebenhodens die Entzündung kupiert wird und daß bei vorgeschrittenen Fällen die Dauer der Erkrankung bedeutend herabgesetzt wird. Zum Schluß fühlt man kaum noch eine leichte Erhabenheit an den Nebenhoden, die mit der Zeit ganz verschwindet. Diese Behandlung ist vollkommen schmerzlos und hat daher auch vor der Behandlung vermittels Elektrargolinjektionen große Vorteile. In schwereren Fällen, chrakterisiert durch stark gespannte größere entzündliche Geschwülste, Schmerzen, Fieber, ist es ratsam, die beiden Behandlungsmethoden zu kombinieren. Am ersten Tag setzt man den erkrankten Nebenhoden bis fünfmal den Violettstrahlen aus; am zweiten Tag macht man eine einzige intraepididymäre Einspritzung von 0,5 ccm Elektrargol und geht dann lediglich zur Applikation von Violettstrahlen über. Diese Behandlung kann durch Auflegen von heißen Leinsamkataplasmen oder von Antiphlogistin unterstützt werden.

Eine wenn auch nicht in gleichem Maße abortiv wirkende, aber doch recht günstige Resultate ergebende Methode ist die Behandlung der Epididymitis mit subkutanen oder intramuskulären Injektionen von Gonokokkenvakzinen. Auf diese Behandlungsmethode will ich in der nächsten Vorlesung, die ganz der Behandlung gonorrhoischer Erkrankungen vermittels Sera und Vakzinen gewidmet ist, näher eingehen.

---

8. Vorlesung.

Die Behandlung gonorrhoischer Erkrankungen vermittels Sera und Vakzinen. — Subkutane und intramuskuläre Einspritzung von Vakzine, perorale Darreichung von Vakzine, Autovakzine und Züchtung der Gonokokken aus dem menschlichen Samen (Spermokultur).

Die Serotherapie besteht in der Erzeugung einer passiven Immunisation durch Einspritzung des Serums eines Tieres, das durch Vakzination aktiv immunisiert worden ist. Die Versuche, die mit Gonokokkenserum gemacht worden sind, haben keine günstigen Ergebnisse gezeitigt, so daß man von dessen Anwendung bald abgekommen ist. Auf Grund der großen biologischen und morphologischen Ähnlichkeit zwischen Gonokokkus und Meningokokkus hatte man das Antimeningokokkenserum bei gonorrhoischem Gelenkrheumatismus und Epididymitis empfohlen. Die Resultate, die ich mit dem Antimeningokokkenserum der Höchster Farbwerke und dem Flexnerschen Serum aus Neuyork erzielt habe, sind jedoch nicht derartig, daß ich deren allgemeine Anwendung empfehlen könnte. Auch das vom Institut Pasteur in Paris hergestellte Gonokokkenserum hat sich mir nicht bewährt.

Viel bessere Resultate ergibt die Vakzinotherapie, das ist die Behandlung durch Einverleibung abgetöteter resp. abgestorbener Gonokokken, deren Einführung den bahnbrechenden Versuchen von Wright, Bruck, nach ihnen von Schindler, Reiter, Friedlaender und Kutner zu verdanken ist. Die Herstellung der Gonokokkenvakzine geschieht auf folgende Art: Die Gonokokken werden möglichst frisch aus Gonorrhöeeiter auf festem Serumnährboden gezüchtet, dann vorsichtig abgeschabt und in steriler physiologischer Kochsalzlösung verteilt. Hierauf werden die Kulturen entweder im Wasserbad bei 56—60° abgetötet oder nur einer Temperatur von 40° ausgesetzt oder auch einfach längere Zeit stehen gelassen, wodurch ein Absterben der Keime erzielt wird. Nachdem man sich vergewissert hat, daß keine lebenden Keime mehr vorhanden sind, werden die Kulturen mit Glasperlen im Schüttelapparat emulgiert. Es erfolgt alsdann die Aufzählung der Keime und die Herstellung der Verdünnungen. Am wirksamsten sind wohl die aus dem gonokokkenhaltigen Eiter des Ausflusses des Patienten selbst hergestellten Vakzine, die sogenannten Autovakzine, auf die ich weiter unten des näheren eingehen werde. In der Praxis verwendet man mit gutem Erfolg die sogenannten polyvalenten Vakzine, die aus einer Anzahl verschiedener Gonokokkenstämme hergestellt sind. Von den im Handel befindlichen polyvalenten Gonokokkenvakzinen haben sich mir folgende als wirksam und, wenn vorsichtig angewendet, als unschädlich bewährt:

Das Arthigon von Bruck aus der Chemischen Fabrik auf Aktien (vorm. E. Schering) Berlin, das pro Kubikzentimeter 20 Millionen abgetöteter Keime enthält.

Das Gonargin aus den Höchster Farbwerken, das in Ampullen von 5, 10, 15, 25, 50 Millionen, ferner in solchen von 500 und 1000 Millionen abgetöteter Keime, sowie in

Gläschen à 50 resp. 250 Millionen pro Kubikzentimeter erhältlich ist.

Das Gonokokkenvakzin von Kutner und Michaelis aus der Kurfürstenapotheke in Berlin, das 5 Millionen abgetöteter Keime pro Kubikzentimeter enthält.

Das Gonokokkenvakzin A-10 von Dr. Reiter, erhältlich in der Apotheke A. Wallmüller, Berlin NW, Luisenstraße 19 (50—100 Millionen pro Kubikzentimeter).

Das Gonokokkenvakzin der Firma E. Merck in Darmstadt, das in zwei Konzentrationen von 40 resp. 400 Millionen abgetöteter Keime in den Handel kommt.

Das Gonokokkenvakzin Clin-Paris, das nicht nur abgetötete Gonokokken, sondern auch die am meisten verbreiteten sekundären Mikroben im abgetöteten Zustand enthält. Diese Vakzine haben dazu den Vorteil, daß die Ampullen nach der Zahl der in ihnen enthaltenen Keime numeriert sind, so daß man die Ampullen einfach in der Reihenfolge ihrer Numerierung zu verwenden hat.

Zunächst nun einige Worte zur Technik der Vakzineinjektionen. Daß Spritze und Nadel durch Auskochen sterilisiert werden müssen, ist selbstverständlich; ebenso daß die Haut am Ort der Einspritzung, sei es durch Bepinseln mit Jodtinktur oder durch Abreiben mit 60proz. Alkohol, desinfiziert werden muß. Im allgemeinen bin ich von den subkutanen Vakzineinjektionen abgekommen, da danach leicht eine schmerzhafte Schwellung und Rötung der Haut und eine Infiltration des Unterhautzellgewebes eintritt, welch letztere oft mehrere Tage anhält und auch zu dauernden Infiltrationen führen kann. Ich spritze daher in der Regel intramuskulär ein, und zwar in die Glutäi oder in die Bauchmuskulatur. Hier ist eine eventuell auftretende Schwellung nicht so störend, und die dadurch hervorgerufenen Schmerzen sind nur gering. Mit den von Bruck und Sommer im letzten Jahre empfohlenen intravenösen Einspritzungen habe ich mich nicht befreunden können, da die nach dieser Methode behandelten Patienten doch das Bett hüten müssen und ihr Allgemeinbefinden in recht unangenehmer Weise beeinträchtigt wird, und außerdem nach den intravenösen Vakzineinjektionen Temperatursteigerungen von 2—3° sehr oft vorkommen, was meines Erachtens nicht für alle unsere Kranken belanglos ist. Außerdem halte ich es nicht für ausgeschlossen, daß bei einer so kräftigen Reaktion, wie sie nach intravenöser

Vakzineinjektion erfolgt, leicht Gonokokken im Organismus mobil gemacht werden. Immerhin muß bemerkt werden, schon damit Arzt und Patient nicht dadurch beunruhigt werden, daß auch eine intramuskuläre Vakzineinjektion gewisse Nebenerscheinungen hervorrufen kann, die freilich bei vorsichtiger Dosierung der Vakzine auf ein Minimum reduziert werden. Die Patienten haben oft während ein bis zwei Tagen ein gewisses Schmerzgefühl an der Injektionsstelle, das dem Gefühl entspricht, „wie wenn man sich angestoßen hätte". Manchmal gesellt sich demselben ein leichtes Schwächegefühl in dem betreffenden Bein zu, doch hält dies nur einige Stunden an. Dazu kommt eine Empfindung allgemeiner Mattigkeit, die jedoch nach einem Tage verschwunden ist. Bei hohen Vakzinedosen, die ich deshalb zu therapeutischen Zwecken nicht empfehlen möchte, um so mehr als ich keine besondere Wirkung derselben habe beobachten können, treten alle diese Allgemeinerscheinungen in viel höherem Grade und in sehr störender Weise auf. Die Kranken fühlen sich nach solch hohen Dosen — über 50 Millionen abgetöteter Keime, manche Autoren manövrieren mit Einspritzungen von 500—1000 Millionen! — auffallend müde, abgeschlagen, arbeitsunlustig; sie klagen über Kopfschmerzen, allgemeine Unruhe, nicht selten tritt Durchfall und Erbrechen ein. Hier sind auch die sogenannten Herdreaktionen besonders stark ausgesprochen. Es folgt der Anwendung starker Vakzinedosen eine, wenn auch nur vorübergehende Anschwellung des erkrankten Hodens oder betroffenen Gelenkes, eine Zunahme der Schmerzen im entzündeten Organe und, was weit wichtiger ist, nicht gar zu selten treten Schmerzen in dem bis jetzt gesunden Nebenhoden oder in den noch intakten Gelenken auf, und manchmal muß man eine Entzündung des vorher gesunden Nebenhodens und des einen oder anderen bis jetzt von der Krankheit verschonten Gelenkes beobachten.

Ich folge daher nicht Bruck, dessen Methode auf die Erzeugung kräftiger Reaktionen aufgebaut ist, und der, mit den Injektionen von 0,5 ccm Arthigon beginnend, ziemlich rasch auf 1,5 und 2 ccm steigt. Vielmehr schließe ich mich Wright, Reiter und Michaelis an und gehe von kleinen Anfangsdosen aus, ohne große Reaktionen hervorrufen zu wollen; im Gegenteil, ich suche dieselben möglichst zu vermeiden. Ich fange mit der Injektion von 3—5 Millionen abgetöteter Keime an und gehe nach 3 Tagen, wenn keine Reaktion eingetreten ist, oder eine solche nur schwach ausgefallen und wieder abgeflaut ist, zu 10 Millionen, dann zu 15, 20, 25 Millionen über; bei den letzteren drei Dosen halte ich einen Intervall von 3—5 Tagen für angebracht und wiederhole gegebenenfalls dieselbe Dose noch einmal. Unter Reaktion ist, abgesehen von den oben geschilderten allgemeinen und Herderscheinungen, eine Erhöhung der Temperatur zu verstehen. Sobald insbesondere die Temperatur über 1° steigt, darf das nächste Mal keine stärkere Injektion angewandt werden. Erst wenn die Temperatursteigerung höchstens $^1/_2$° beträgt, gehe ich zu einer höheren Vakzinedosis über. Ebenso wird man bei stark ausgesprochener Allgemeinreaktion mit der Dosierung zurückhaltend sein und auch längere Intervalle, eventuell von 5—6 Tagen, einhalten. Aus der Berücksichtigung der Temperaturerhöhung nach der Vakzineinjektion darf man jedoch nicht schließen, daß man bei schon vorhandenem Fieber keine Vakzineinjektion machen dürfte. Nach meinen Erfahrungen, wie auch der der namhaftesten Autoren, stellt Fieber durchaus keine Kontraindikation dar. Dagegen möchte ich besonders hervorheben, daß man sich unter solchen Umständen gerade mit der Dosierung der Gonokokkenvakzine Zurückhaltung auferlegen muß. Hier fange ich oft mit Dosen von 2—3 Millionen Keimen an und steige nur langsam und vorsichtig bis auf 10 Millionen Keime. Ich habe überhaupt den Eindruck, daß es bei der therapeutischen Anwendung der Vakzine durchaus nicht darauf ankommt, möglichst große Mengen oder gar Unmengen getöteter Gonokokken (500—1000 Millionen!) einzuspritzen. Man erntet mit kleinen Dosen, die aufsteigend, aber vorsichtig normiert sind, in den geeigneten Fällen recht gute Erfolge, ohne die bei großen Dosen viel häufiger auftretenden störenden Nebenwirkungen in Kauf nehmen zu müssen. Übrigens kann man, auch bei kleinen Dosen, ein juckendes Exanthem auftreten sehen. Die günstigsten Erfolge der Vakzinotherapie sieht man bei gonorrhoischer Arthritis, welche zumeist mit Gelenkschwellung, Erguß ins Gelenk und Fieber einhergeht. Die Vakzineinjektion ruft zumeist eine Erhöhung des Fiebers sowie eine Verstärkung der Schmerzen hervor, doch tritt meist nach 12—24 Stunden ein Sinken der Temperatur unter die vorher bestandene Höhe, ein Nachlassen der Schmerzen und der Schwellung der Gelenke, insbesondere eine Abnahme des Gelenkergusses ein. Mehrfach wiederholte Vakzineinjektionen führen in 2—4 Wochen zur Heilung, auch in den etwas renitenteren Fällen von Arthritis sicca. Es ist ratsam, die Vakzinetherapie durch Wärmeapplikationen auf die erkrankten Gelenke (Kataplasmen oder Prießnitzsche Umschläge mit 30—60proz. Alkohol) und nach Abklingen der akuten Erscheinungen durch vorsichtige Massage zu ergänzen. Letztere soll einer Schwächung der Muskulatur, die bei gonorrhoischer Arthritis oft sehr ausgesprochen ist, und einer Versteifung der Gelenke vorbeugen helfen. Mehrfach ist ein Übergreifen der Erkrankung auf bis dahin intakte Gelenke im Anschluß an eine Vakzineinjektion beobachtet worden. Das mahnt zur Vorsicht in der Dosierung der einzuspritzenden Vakzine. Ich möchte daher gerade bei akutem gonorrhoischen Gelenkrheumatismus von der Anwendung hoher Dosen energisch abraten. Bei vorsichtiger Dosierung besitzen wir dagegen in den Vakzineinjektionen das einzige kausal wirkende Mittel gegen gonorrhoische Gelenk- und, wie ich hinzufügen will, auch Muskelerkrankungen.

Die akute gonorrhoische Epididymitis wird in einem großen Teil der Fälle durch Vakzineinjektionen günstig beeinflußt; in manchen Fällen scheint freilich keine Wirkung zu beobachten zu sein. Doch ist diese Vakzinebehandlung in denjenigen Fällen, in denen man aus irgend einem Grunde von der in der vorhergehenden Vorlesung empfohlenen Elektrargolinjektionen absehen muß, bei vorsichtiger Dosierung zu empfehlen. Die Abortivwirkung der Elektrargolinjektionen habe ich freilich bei Vakzineeinspritzungen bis jetzt nicht beobachten können, auch ist die restlose Ausheilung des Entzündungsprozesses ohne Hinterlassung eines Infiltrates entschieden weniger häufig als bei der Elektrargolbehandlung. Doch tritt oft 1—2 Tage nach der ersten Vakzineinjektion ein Nachlassen der Schmerzen und der Schwellung des Nebenhodens ein, und die Heilung erfolgt in 2—3 Wochen. Manchmal klagen die Patienten nach der Vakzineinjektion über Zunahme der Schmerzen und auch der Schwellung; doch ist dies nur eine vorübergehende Erscheinung, die als Reaktion aufzufassen ist. Auch die an die Injektion sich hier und da anschließende Temperatursteigerung ist nur von vorübergehender Dauer. Selten wird im Anschluß an eine vorsichtige Vakzineinjektion ein Übergreifen des Krankheitsprozesses auf den anderen Nebenhoden beobachtet. Immerhin mahnt dies zur Zurückhaltung in der Dosierung der angewandten Vakzine bei akuter Epididymitis. Auch hier möchte ich raten, mit Dosen von 2—3 Millionen zu beginnen und allmählich auf 10—15 Millionen zu steigen; in subakuten Fällen wird man mit 5 Millionen beginnen und etwas rascher zu 10, 15, 20, 25 Millionen übergehen können, ohne nachhaltige Nebenwirkungen befürchten zu müssen. Auf jeden Fall ist die Resorption des Entzündungsprozesses im allgemeinen eine schnellere und gründlichere als bei der bloßen Ruhigstellung des Nebenhodens und Wärmeapplikationen auf denselben. Auf ältere Infiltrate des Nebenhodens, besonders wenn diese knorpelhart und auf Druck schmerzlos sind, ist eine Vakzineinjektion ohne Effekt, was ja auch nicht besonders auffallen kann, da wir es hier nicht mehr mit gonorrhoischem Entzündungsgewebe, sondern mit blutarmem Bindegewebe zu tun haben.

Unsicherer sind die Wirkungen der Vakzineinjektionen bei akuter diffuser Prostatitis, immerhin kann man dieselben aber nur in äußerst vorsichtiger Dosierung versuchen. Bei der glandulären oder follikulären Prostatitis und besonders der subakuten Form jeglicher Prostatitis kann man dagegen stärkere Dosen anwenden, 5—25 Millionen, welche manchmal gerade in diesen Fällen die übrige Therapie vorteilhaft unterstützen. Auch bei Cowperitis, peri- und paraurethralen Abszessen und Infiltraten, ferner bei Pyelitis gonorrhoica scheint des öfteren die Vakzinetherapie eine Heilung schneller, als wir es sonst zu sehen gewöhnt sind, anzubahnen. Die peri- und para-uretralen Infiltrate werden übrigens ebenso wie der entzündete Nebenhode in ganz hervorragendem Maße durch Applikation violetter Strahlen beeinflußt; diese sonst so hartnäckigen Infiltrate gehen unter dem Einfluß der Violettstrahlen sehr schnell zurück. Bei Rektalgonorrhöe konnte ich keinerlei Einwirkung der Vakzinen beobachten. Was nun die reine Urethralgonorrhöe anbetrifft, so ist nach meinen sehr zahlreichen diesbezüglichen Erfahrungen die Vakzinetherapie vollkommen machtlos. An die Schleimhaut- oder Oberflächengonorrhöe kommen offenbar die im Saftstrom befindlichen, durch die Vakzine erzeugten Antikörper gar nicht heran. Hier muß also die altbewährte lokale Desinfektionsmethode bis auf weiteres herrschen. Ich bin fest überzeugt, daß in denjenigen Fällen von sog. reiner Urethralgonorrhöe, die auf Vakzineinjektionen geheilt sind, irgendein extraurethraler Herd bestanden hat, der dem Beobachter entgangen ist, und von dessen alleiniger Heilung die Reinhaltung der Harnröhre selbst von Gonokokken zu erreichen war. In den zahlreichen Fällen von Komplikationen der Gonorrhöe, in denen der Ausfluß, der Urin oder das Prostatasekret außer Gonokokken sekundäre Bakterien enthält (B. coli, Streptokokken, Staphylokokken usw.) gibt die Anwendung des von Parke Davis & Co. in den Handel gebrachten Phylagokens sowie das Vaccin antigonococcique Clin befriedigende Resultate. Diese Impfstoffe enthalten außer den Stoffwechselprodukten des Gonokokkus solche des B. coli, Streptokokkus, Staphylokokkus, B. diphtheriae, B. pyocyaneus, Diplococcus pneumoniae.

Für diejenigen Fälle, bei denen aus äußeren Gründen Vakzineinjektionen unterbleiben müssen, wenn z. B. der auswärts wohnende Patient nicht regelmäßig in die Sprechstunde des Arztes kommen kann, oder in denen die Reaktion zu stark ausfiel, ist die perorale Anwendung der Vakzine indiziert. Dieselbe geschieht vermittels der von den bekannten Lyoner Chemikern Lumière hergestellten Rhéantinepillen, von denen man zweimal täglich zwei eine halbe Stunde vor den Hauptmahlzeiten nehmen läßt. In einer großen Anzahl von Fällen habe ich mich davon überzeugen können, daß die auf diese Weise einverleibten Impfstoffe effektiv die Gonorrhöe beeinflussen. Bei empfindlichen Patienten habe ich danach vorübergehend Temperatursteigerung beobachtet.

Hier will ich noch kurz der Behandlung der Gonorrhöe mit frischem Gonokokkeneiter Erwähnung tun; derselbe wird aus der Harnröhre des Patienten selbst entnommen und subkutan eingespritzt. Einen besonders günstigen Einfluß dieses Eingriffes habe ich nicht feststellen können. Interessant ist, daß der Körper die subkutane oder intramuskuläre Einverleibung des gonorrhoischen Eiters sehr gut erträgt und daß keinerlei schädliche Wirkungen auftreten.

Wir haben weiter oben verschiedentlich von Autovakzinen und Züchtung der Gonokokken aus dem menschlichen Samen (Spermokultur) gesprochen.

In den letzten Jahren hat die Behandlung gonorrhoischer Erkrankungen vermittels Autovakzine große Verbreitung gefunden. Da die Anschauungen über den Wert dieser Behandlung sowie überhaupt über die kulturelle Gewinnung der Gonokokken aus dem Urogenitalsystem der Patienten in hohem Grade voneinander abweichen, ja geradezu diametral entgegengesetzt sind, so halte ich es für erforderlich, diese Fragen näher zu erörtern und denselben gegenüber Stellung zu nehmen. Solange wir, sei es in dem Ausfluß unserer Patienten, sei es in den Flocken des Urines oder in dem Sekret der Prostata und Samenblasen mikroskopisch typische Gonokokken nachweisen können, ist das sehr schwere und umständliche Verfahren einer Kultur der Gonokokken aus diesen Sekreten überflüssig. Werden in den obengenannten Sekreten selbst nach provokatorischen Maßnahmen mikroskopisch Gonokokken nicht mehr gefunden, so wird von vielen Seiten geraten, seine Zuflucht zur Züchtung der Gonokokken zu nehmen. Besteht bei dem Patienten noch mehr minder reichlicher Ausfluß, so kann dieser zur Vornahme der Kultur dienen. In den meisten Fällen jedoch wird der Samen des Patienten dazu verwendet, und zwar muß derselbe körperwarm auf die Nährböden gebracht und diese sofort in den Brutschrank gestellt werden. Um diese Bedingungen zu erfüllen, ist es daher erforderlich, daß der Patient selbst sich in das betreffende bakteriologische Laboratorium begibt und daselbst nach Desinfektion des Penis und der Hände das Sperma in eine sterile Schale spritzen läßt. Ein Teil des Spermas wird zu sofortiger mikroskopischer Untersuchung verwendet, um festzustellen, ob die Spermatozoen lebensfähig sind und ob dem Samen irgendwie beträchtliche Eitermengen beigemengt sind. Dieser mikroskopisch nachweisbaren Eiterbeimengung des Samens spreche ich auf Grund zahlreicher Beobachtungen eine große Bedeutung bei. Ich bin der Ansicht, daß sobald größere Mengen Eiter (zahlreiche Lenkozyten) dem Sperma beigemengt sind, in irgendeiner der zahlreichen Drüsen des Genitaltraktus Gonokokken hausen. Es ist sehr wohl möglich, daß auch bei genauester methodischer Untersuchung aller in Betracht kommenden Drüsen diese Lenkozytenherde nicht aufgedeckt werden konnten und erst bei einer Ejakulation mit zum Vorschein kommen. Aber dies kann durch einfaches mikroskopisches Untersuchen des Ejakulates festgestellt werden. Dazu benötigt es nicht der sehr delikaten Züchtung der Gonokokken.

Um nun auf diese näher einzugehen, so muß beachtet werden, daß die meisten Autoren der Ansicht sind, daß dazu nur Nährböden zu verwenden sind, die menschliches Serum enthalten, und daß großer Wert auf die optimale Feuchtigkeit und richtige Alkalität zu legen ist. Im Gegensatz hierzu wird von anderer Seite behauptet, daß bei sorgfältiger Beachtung dieser beiden letzten Voraussetzungen sehr wohl richtige Gonokokken auf Nährböden, die frei von menschlichem Serum sind, wachsen können. Und hiermit sind wir an dem bedenklichen Dilemma angelangt. Die einen Bakteriologen erklären, daß die morphologisch genau wie typische Gonokokken aussehenden Diplokokken, auch wenn sie gramnegativ sind, keine Gonokokken sind, sondern Pseudogonokokken, sobald sie auf serumfreien Nährboden wachsen; im Gegensatz dazu gibt es Bakteriologen die wie typische Gonokokken aussehende Diplokokken, die auf Serumnährböden, ja sogar auf serumfreien Nährböden, wachsen, für echte Gonokokken ansehen, auch wenn sie gram positiv sind (s. Barbeillon, Giscard u. a.).

Wie hat sich nun der Praktiker zu dieser Frage zu stellen? Wenn ich, soweit ich dazu Gelegenheit gehabt habe, das weitere Schicksal der von mir definitiv als gesund entlassenen Patienten und ihrer Ehefrauen in Betracht ziehe, so glaube ich, im großen und ganzen auch ohne Spermokultur eine richtige Prognose gestellt zu haben. Irrtümer können selbstredend unterlaufen. Wie aber aus den obigen Darstellungen ersichtlich und durch meine Erfahrungen bestätigt wird, sind dieselben auch bei der Spermokultur nicht ausgeschlossen. In verschiedenen Fällen, in denen die Spermokultur negativ ausgefallen ist, habe ich klinische Rückfälle mit typischen Gonokokken erlebt.

Überhaupt soll man, sofern man zur Spermokultur seine Zuflucht nimmt, sich bei negativem Ausfall derselben nie mit einer einzigen Züchtung begnügen. Denn abgesehen davon, daß sehr wohl vorhandene Keime aus irgendeinem Grunde, sei es Feuchtigkeitsgehalt oder Alkalinität oder aus uns noch unbekannter Ursache, nicht aufgehen können, ist es doch auch nicht ausgeschlossen, daß einmal das ejakulierte Sekret zufälligerweise den Inhalt einzelner Urogenitaldrüsen nicht enthält, und daß gerade diese die Gonokokkenherde darstellen, ja daß das vorliegende Sperma nur aus einem der Hoden kommt, der gerade der gesunde sein kann. Für letztere Möglichkeit habe ich zuverlässige Anhaltspunkte, aus Fällen stammend, in denen in dem einen Hoden eine Vereitung eingetreten war, sei es gonorrhoischer oder tuberkulöser Natur, und das betreffende aufgefangene Sperma weder Eiter noch Gonokokken oder Tuberkelbazillen enthielt. Ich halte es nicht für ausgeschlossen, daß manche Gonokokken, die aus dem Sperma gezüchtet werden, aus dem normal aussehenden Nebenhoden stammt; des öfteren haben solche Patienten über Schmerzen im Nebenhoden geklagt, obwohl irgendeine schmerzhafte Entzündung daselbst nicht nachweisbar war. In diesen Fällen dürfte wohl eine schleichende Entzündung des Nebenhodens stattgefunden haben, die leicht vollkommen unbemerkt verlaufen kann.

Barbeillon, der die Frage der Gonokokkenzüchtung in den letzten Jahren wohl am eingehendsten studiert hat, kommt zu dem Schlusse, daß dieselbe etwas über 4 Prozent latente Gonorrhöe hat entdecken lassen, d. h. daß unter 100 Fällen, die klinisch vollkommen einwandfrei erschienen, in 4 Fällen durch die Spermokultur echte Gonokokken nachweisbar waren. Dazu verlangt er, daß nur Serumnährböden verwendet werden und die Gonokokken bei wiederholten Überimpfungen ihre spezifischen Charaktere behalten und daß alle „Pseudogonokokken" ausgeschlossen werden können.

Ein negatives Ergebnis der Spermokultur ist natürlich nicht ohne weiteres als ein Zeichen dafür anzusehen, daß keine Gonkokken vorhanden sind, sondern nur mit den klinischen Erscheinungen und sonstigen Befunden zu bewerten.

Aus den obigen berechtigten Forderungen Barbeillons geht zur Genüge hervor, wie schwer und wie zeitraubend eine exakte zuverlässige Spermokultur ist. Die Züchtung der Eigengonokokken stößt auf große Schwierigkeiten, wenn man zur Herstellung der Eigenvakzine übergeht. Hierbei geht der Stamm oft zugrunde. Manche bakteriologische Laboratorien, welche diese mühsame zeitkostende Arbeit scheuen, gehen dieser Schwierigkeit in der Weise aus dem Wege, daß sie zur Eigenvakzine wohl die aus dem Sperma des Patienten gewonnenen sekundären Mikroben verwenden, aber der so gewonnenen Vakzine einfach polyvalente Gonokokkenvakzine beimischen. Die so unter dem Namen „Autovakzine" abgegebenen Vakzinen sind natürlich nur „Pseudo-

Autovakzinen“. Daß mit diesen ebenso wie mit den echten Eigengonokokkenvakzinen manchmal Erfolge erzielt werden, hängt dann wohl von der Verwendung eines Eigenvakzins der sekundären Mikroben, insbesondere der „Pseudogonokokken ab, z. T. von der Wirkung der Vakzine im Sinne unspezifischer Reiztherapie.

Wie man aus all dem ersieht, ist diese Frage noch nicht spruchreif. Man kann so sagen: Bei hartnäckigen chronischen Fällen, in denen die sonstigen Behandlungsmethoden, insbesondere die Anwendung polyvalenter Vakzine zu keinem Erfolg geführt hat, ist es ratsam, seine Zuflucht zu den Eigenvakzinen zu nehmen, sofern freilich ein absolut zuverlässiges bakteriologisches Laboratorium uns zur Verfügung steht.

---

9. Vorlesung.

Wert der urethroskopischen und mikroskopischen Untersuchungen für die Behandlung der chronischen Urethritis. — Provokatorische Maßnahmen: Vakzineinjektionen. — Chronische Prostatitis; Notwendigkeit der mikroskopischen Untersuchung des Prostatasekretes zur Diagnose derselben. Suppositorien, Arzberger, Prostatamassage. — Urethritis posterior; Janetsche Spülungen der ganzen Harnröhre, Instillationen; Béniqués; Dilatatoren für die hintere Harnröhre; Caviblenhohlstäbchen. — Heizsonde nach Rost.

Es liegt nicht im Rahmen dieses Werkchens, die Atiologie und pathologische Anatomie der chronischen Urethritis, sei es gonorrhoischer Natur oder gonorrhoischer Abstammung, klarzulegen. Dies würde uns zu weit führen. Zum Studium derselben verweise ich auf die im Vorwort genannten Werke unserer besten Kenner dieser Fragen. Es wird sich daher für mich nur darum handeln, den Gang und die allgemeine Richtung der Therapie bei chronischer Urethritis zu zkizzieren und dabei diejenigen Methoden zu besprechen, die sich mir besonders bewährt haben. In dieser Richtung will ich gleich hier betonen, daß nicht nur die Erkennung, sondern auch die Behandlung der chronischen Urethritis in erster Reihe eine urethroskopische sein muß. Auf jeden Fall müssen die wiederholten urethroskopischen Untersuchungen die Direktive für die einzuschlagende Therapie abgeben. Bevor wir jedoch zur Urethroskopie schreiten, haben wir bei jedem Fall von chronischer Urethritis den Urethralausfluß und die Harnflocken einer wiederholten eingehenden mikroskopischen Untersuchung zu unterwerfen. Gerade in diesen veralteten Fällen wird der Arzt diesem Suchen nach Gonokokken viel Zeit und Geduld widmen müssen und insbesondere sich jener Abarten von Gonokokken erinnern, deren wir in unserer ersten Vorlesung gedacht haben. Durch Kenntnis der verschiedenen Formen von degenerierten Gonokokken wird man vor manchem Irrtum bewahrt bleiben und oft den Patienten vor verhängnisvollem Schritte — der Heirat — rechtzeitig abhalten. Bei der chronischen Urethritis ist es oft am Platze, provokatorische Maßnahmen zu ergreifen, um vorhandenen Ausfluß zu verstärken oder solchen überhaupt erst hervorzurufen oder eine stärkere Ausscheidung von Urinflocken zu erzielen. Als solche provokatorische Maßnahmen wurden bis jetzt die Einspritzungen starker Höllensteinlösungen, der Genuß einer größeren Biermenge und die wiederholte Ausübung des Koitus, natürlich mit Kondom, anempfohlen. Diesen Methoden ziehe ich eine wissenschaftlichere vor, die sich mir in einer großen Reihe von Fällen bewährt hat, die biologische Methode. Macht man solchen Patienten eine stärkere Vakzineinjektion (50—100 Millionen Keime), so tritt oft 1—3 Tage nachher ein reichlicherer Ausfluß oder eine größere Bildung von Urinflocken ein, bzw. es wird erst Ausfluß hervorgerufen, und in diesem Ausfluß lassen sich dann des öfteren Gonokokken nachweisen. Ich will hinzufügen, daß die auf diese Weise zur Darstellung gebrachten Gonokokken oft klein und geschrumpft oder im Gegenteil aufgeschwollen erscheinen und auch nicht immer genau die klassische Form bieten. Ich habe ferner nachweisen können, daß, wenn man bei solchen Patienten 1—3 Tage nach der Vakzineinjektion eine urethroskopische Untersuchung vornimmt, man oft in einer vor der Vakzineinjektion normal aussehenden Harnröhre charakteristische Läsionen finden kann, wie Bildung kleiner Abszesse, Membranen, Schwellung und Rötung der Schleimhaut. Auf die urethroskopischen Befunde bei der chronischen Urethritis und insbesondere bei der latenten Gonorrhöe werde ich bald näher eingehen und deren eminente Bedeutung für die Therapie und die Prophylaxe beleuchten. Führt selbst diese biologische Anreicherung nicht zum Nachweis von Gonokokken, so lasse ich in den letzten Jahren eine Spermokultur vornehmen.

Ich möchte nunmehr auf die meines Erachtens sehr häufige chronische gonorrhoische Erkrankung der Prostata als Quelle der chronischen Gonorrhöe hinweisen und deren Behandlung besprechen. Bevor man zur Untersuchung der Harnröhre geht, muß man bei jeder chronischen Urethritis an eine Prostatitis denken, auch wenn keinerlei Beschwerden, wie häufiger Harndrang, Schmerzen am Schluß der Miktion, Gefühl des Druckes in der Dammgegend, Prostatorrhöe, Pollutionen, auf dieselbe hindeuten. Man denke vor allem an eine Erkrankung der Prostata, wenn die Patienten über Mattigkeit, Unlust zur Arbeit, Druckgefühl im Kopf, Schmerzen im Kreuz klagen. Die Rektalpalpation wird dann eine einseitige oder beiderseitige Vergrößerung der Prostatalappen erkennen lassen, oder man findet in einer sonst normal sich anfühlenden Prostata kleine harte Knötchen; manchmal dagegen fühlen sich einzelne Partien der Prostata als schlaffe, eindrückbare Säcke an. Doch darf man sich bei der Diagnosenstellung nicht mit einer Palpation vom Rektum aus begnügen, die in vielen Fällen ergebnislos verläuft, sondern man muß unbedingt eine sorgfältige mikroskopische Untersuchung des durch die Prostatamassage gewonnenen Prostatasekretes vornehmen. Da wird man sehr oft bei Fehlen jeglicher Erscheinungen von seiten der Vorsteherdrüse Leukozyten und Gonokokken finden, ja auch gar nicht so selten Gonokokken in sonst normalem Prostatasekret; häufig findet man auch B. coli und Staphylokokken. Ich möchte darauf aufmerksam machen, daß zu zuverlässigen Untersuchungen des Prostatasekretes ein 24stündiges Lufttrocknen desselben erforderlich erscheint. Ist durch den mikroskopischen Befund die Anwesenheit eines eitrigen Prozesses in der Prostata nachgewiesen, so wird man, je nachdem es sich um einen subakuten oder um einen offenbar chronischen Prozeß handelt, verschieden verfahren. Im ersteren Fall wird man zunächst die milderen Behandlungsmethoden anwenden, in erster Linie warme Sitzbäder und die Einführung von die Resorption begünstigenden Suppositorien. Letzteren kann man auch beruhigende Medikamente beifügen. Ich verordne gewöhnlich wie folgt:

Ichthyol 0,3
Extr. Belladon. 0,03
Butyr. Cacao 3,00
M. f. supposit. Nr. 1.
Tägl. 1—2 Stuhlzäpfchen einführen.

Häufig, wenn das Ichthyol Brennen und Schmerzen im Rektum hervorruft oder von manchen Patienten nicht vertragen wird, verordne ich:

Thigenol 0,3 —0,5
Extr. Belladon. 0,03—0,05
Butyr. Cacao 3,00
M. f. supposit. Nr. 1.
Tägl. 1—3 Stuhlzäpfchen.

Es ist natürlich darauf zu achten, daß die Patienten die Stuhlzäpfchen erst nach dem Stuhlgang einführen und stundenlang, besonders die ganze Nacht hindurch, behalten. Während diese Stuhlzäpfchen auch bei ausgesprochenen chronischen Fällen mit Vorteil angewandt werden, ist es gut, bei mehr subakuten Fällen, die mit Reizerscheinungen, wie Harndrang, Erektionen, Pollutionen einhergehen, folgende Suppositorien verwenden zu lassen:

Antipyrin 1,0
Extr. Op. 0,03
Butyr. Cacao 3,00.

Sehr beruhigend wirken gerade bei subakuten Fällen kleine Klysmen mit einem Gramm Antipyrin und einem Gramm Kali bromat. auf 30—50 g warmes Wasser, welches die Patienten nach vorhergegangenem Reinigungsklystier mehrere Stunden behalten sollen. Sobald die Reizerscheinungen nachgelassen haben, wird man mit dem Arzbergerschen Apparat direkte Wärmeapplikation auf die Prostata anwenden und dann vorsichtig dieselbe zu massieren beginnen. Die Massage soll stets mit dem Finger ausgeübt werden und anfangs sanft streichend, später mit mehr Druck auf das Organ leicht exprimierend sein. Die Behandlung der chronischen Prostatitis verlangt große Geduld und Ausdauer von seiten des Patienten und des Arztes und kann sich über Monate erstrecken. Bei ausgesprochen chronischem Verlaufe halte ich die regelmäßige Massage der Prostata für die zweckmäßigste therapeutische Maßnahme. Die derselben stets folgenden Janetschen Spülungen sollen so heiß sein, wie sie der Patient nur erträgt. Eine Unterstützung dieser Therapie durch Vakzineinjektionen wird man immerhin versuchen, wobei natürlich stärkere Dosen wie bei der akuten Prostatitis angewandt werden können. Man wird mit zehn Millionen abgetötete Keime enthaltende Vakzine anfangen und rasch auf 20, 30, 50 Millionen steigen, bei geringer oder fehlender Reaktion vielleicht auch bis 100 Millionen.

Der Behandlung der Prostata selbst hat stets eine solche der hinteren Harnröhre parallel zu gehen, wie ja überhaupt die mitbestehende Urethritis posterior einer lokalen Behandlung unterzogen werden muß. Im allgemeinen dürfte die Urethritis chronica posterior häufiger, als man gewöhnlich glaubt, durch Janetsche Spülungen zu heilen sein, zu denen man etwas konzentriertere Lösungen wie bei der akuten Urethritis posterior verwendet. Sollten diese Spülungen nicht zum Ziele führen, so wird man einen Versuch mit Instillationen hochprozentiger Lösungen von Silberpräparaten vermittelst der Guyonschen Sonde und der Guyonschen Spritze machen. Letztere ermöglicht es, tropfenweise die Lösung an den Ort der Erkrankung zu bringen. Man verwendet eine 2—5proz. Argentum-nitricum-Lösung oder eine 20proz. Protargollösung, auch eine 20proz. Argyrollösung, welch letztere relativ am wenigsten Schmerzen hervorruft. Die 5proz. Höllensteinlösung wird übrigens gewöhnlich besser vertragen als die 2proz. Immerhin stellen diese Instillationen einen oft fürchterlich schmerzhaften Eingriff dar, und zwar infolge des nach der Einspritzung sich einstellenden und oft stundenlang anhaltenden äußerst schmerzhaften Harndranges. Auch ist die Lokalisierung ohne Urethroskop nicht so leicht, wie manche glauben, und man setzt sich der Gefahr aus, ganz gesunde Teile der Schleimhaut unnütz zu versetzen. Ich verwende daher diese Instillationen in die hintere Harnröhre nur, wenn alle anderen Mittel versagen. Zu

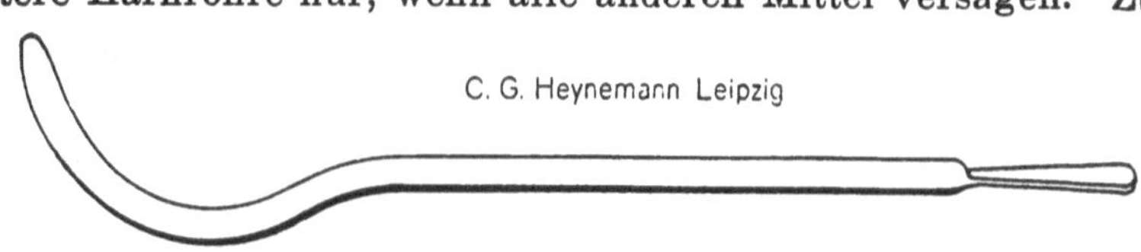

Fig. 7. Béniquésonde.

diesen gehört in erster Linie die Dehnung der hinteren Harnröhre, sei es mit den alten Béniqué-Bougies oder dem Oberländer-Kollmannschen Dilatator für die hintere

Harnröhre, ferner die Anwendung der Spüldilatatoren. Ich hatte oft den Eindruck, daß gerade die Instrumente mit stark ausgesprochener Krümmung für die hintere Harnröhre von gutem Einfluß sind. Selbstverständlich muß gerade in solchen Fällen die Einführung der Instrumente mit besonderer Vorsicht und Zartheit geschehen und derselben stets eine Anästhesierung der Harnröhre vorausgeschickt werden. Es ist auch ratsam, anfangs keine zu dicken Béniqués anzuwenden und die Dilatatoren nicht zu sehr zu spreizen. Die Harnröhre darf nur allmählich und in mehreren Sitzungen gedehnt werden. Auch soll während der ganzen Dauer einer solchen Dilatationsbehandlung ein innerliches Harndesinfizienz verabreicht werden, um möglichst die Entstehung einer Zystitis, einer Epididymitis oder eines Anfalles von Urethralfieber zu verhüten. Als solche kommen in Betracht: Urotropin, Borovertin, Hexal, Zystopurin, Salol, Acid. camphoric. (3mal täglich 1 g), welch letzteres auch bei ausgesprochenem Urethralfieber von guter Wirkung ist. Die Dilatationsbehandlung soll, wenn möglich, erst in Angriff genommen werden, wenn keine Gonokokken mehr nachweisbar sind. Auf jeden Fall soll sie solange unterbleiben, bis durch Spülungen die Zahl der Gonokokken bedeutend herabgesetzt ist. Es gibt nun Fälle von chronischer Gonorrhöe, in denen ein Verschwinden der Gonokokken durch Spülungen allein nicht zu erreichen ist, und in denen eine nur kurze Dilatationsbehandlung dieses Ziel erreicht. Zwischen einer Dilatationssitzung und der anderen ist ein solcher Intervall zu setzen, daß die durch die Dilatation hervorgerufene Reizung der Harnröhre und Exazerbation des Ausflusses abgelaufen ist; in der Regel dürfte dieser Zwischenraum eine Woche betragen. Eine Blutung durch die Dilatation ist möglichst zu vermeiden. Der Versuch der Dilatation der Harnröhre bei Strikturen und Infiltraten mit Herbeiführung einer Hyperämie zu verbinden, lag besonders nach B i e r s Arbeiten nahe. Eine sehr praktische und elegante Anwendung dieses Prinzipes wird durch die elektrischen Heizsonden nach R o s t, Freiburg, dargestellt, die ich nach reichlicher Erfahrung wärmstens empfehlen kann. In manchen Fällen von chronischer Urethritis posterior wirkt die Einführung der B r u c k schen, mit Uranoblen gefüllten C a v i b l e n h o h l s t ä b c h e n in die hintere Harnröhre recht günstig; durch dieselben wird ein langes Verweilen des medikamentösen Pulvers auf der erkrankten Schleimhaut der hinteren Harnröhre erreicht. Die Caviblenröhrchen dürfen nur durch den Arzt eingeführt werden.

10. Vorlesung.

Urethroskopia posterior: Irrigationsurethroskop Goldschmidt-Wossidlo; Technik, normale und pathologische Befunde, insbesondere am Samenhügel, Sphinkter int. — Endoskopische Behandlung: Galvanokaustik, Ätzung, Kürettement. — Endoskopische Behandlung der Impotenz und sexuellen Neurasthenie.

Wenn die Urethritis posterior der oben beschriebenen Behandlung nicht weicht, so wird man zur Urethroskopia posterior greifen müssen. Im Gegensatz zur chronischen Urethritis anterior, bei der die urethroskopische Behandlung meines Erachtens vollkommen im Vordergrund steht, glaube ich, daß man die Urethroskopia posterior, die eine weit eingreifendere Maßnahme darstellt und auch von vielen Patienten nicht so gut ertragen wird, erst dann ausführen soll, wenn die üblichen Behandlungsmethoden nicht zum Ziele führen. Einen praktischen Wert hat die Urethroskopia posterior erst seit der Erfindung des Irrigationsurethroskopes durch J. Goldschmidt und durch H. Wossidlo erlangt. Die Technik und die Ergebnisse der Urethroskopia posterior sind in ihren Details in ausgezeichneter Weise von Erich Wossidlo in seinem Buch über die chronischen Erkrankungen der hinteren Harnröhre geschildert, dem auch treffliche Abbildungen beigegeben sind. Hier sei nur das zum Verständnis der therapeutischen Bewertung Erforderliche besprochen. Mir hat sich das neue Instrumentarium von H. Wossidlo, das eine Untersuchung der hinteren Harnröhre sowohl unter Wasserspülung als mit Lufteinblasung gestattet, gut bewährt. Dasselbe ist besonders vom therapeutischen Standpunkt aus sehr empfehlenswert, da es ermöglicht, zuerst die hintere Harnröhre unter Wasserspülung und mit Vergrößerung zu betrachten, was äußerst schöne und plastische Bilder gibt, und dann ohne Tubenwechsel mit Leichtigkeit zur Luftbeleuchtung überzugehen, und so therapeutische Eingriffe vorzunehmen. Dieses Urethroskop besteht, wie aus den beigegebenen Zeichnungen hervorgeht: 1. aus einem gebogenen Tubus mit einem Fenster, das in die hintere Harnröhre zu liegen kommt, und entsprechendem Obturator; in die obere Wand des Tubus mündet an deren äußerem Ende der Irrigationskanal, während an der unteren Seite der Kanal zum Lufteinblasen eingebaut ist; 2. aus dem optischen Apparat, der wasser- und luftdicht auf das Tubusende paßt· 3. aus einer Kaufmannschen Lupe;

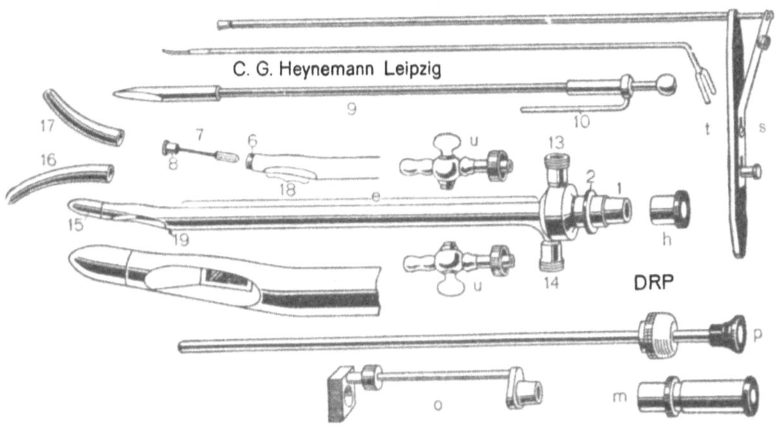

Fig. 8. Irrigationsurethroskop nach H. Wossidlo mit Galvanokauter und Pinsel zum Tupfen.

4. aus einer Valentineschen Lampe, die sich an der dem Fenster gegenüberliegenden Wand des Tubus hinter einer matten Glasscheibe befindet. Ein solches Instrumentarium verlangt natürlich — und dies ist zur therapeutischen Ausnutzung von großem Werte — eine peinlichste Reinigung und Desinfektion. Da derartige Apparate, abgesehen vom Obturator, nicht ausgekocht werden können, so muß man eine sorgfältige mechanische und chemische Reinigung derselben vornehmen. Ich verfahre folgendermaßen: Nach dem Gebrauch durchspüle ich das Instrument unter starkem Wasserstrahl, reibe es dann energisch 5 Minuten vermittelst eines Wattebausches ab, der mit 60proz. Alkohol getränkt ist, welcher nach E. Levys Untersuchungen die größte Desinfektionskraft besitzt. Auf diese Desinfektion mit 60proz. Alkohol lege ich großen Wert. Ich spüle auch die kleinen Kanälchen des Apparates damit aus. Hiernach hänge ich den Apparat für mehrere Stunden (3—6 Stunden) in eine Flasche, die mit einer Lösung von Hydrargyrum oxycyana-

tum 1:2000 gefüllt ist. Diese Lösung hat bestimmt keinen nachteiligen Einfluß auf die Apparate. Wenn ich die Apparate aus der Lösung nehme, behandle ich sie nochmals mit 60proz. Alkohol und lege sie dann in sterile Tücher bis zum Gebrauch. Zum Schlüpfrigmachen des Instrumentes verwende ich nach Strauß folgende Mischung:

Tragacanth	1,5
Tere c. aq. frigida	50,0
Adde Glycerin ad	100,0
Coque usque ad sterilisationem	
Adde hydragyr. oxycyan.	0,2

Man kann auch die unter dem Namen Katheterpurin in Zinntuben in den Handel gebrachte Tragacanth-Glyzerinmischung und ähnliche verwenden. Die Urethroskopia posterior, besonders wenn damit therapeutische Eingriffe verbunden werden, verlangt eine gute Anästhesierung der vorderen und auch der hinteren Harnröhre. Ich spritze in die vordere Harnröhre ca. 10 ccm einer Alypinlösung 1:200, der ich 10 Tropfen der Adrenalinlösung 1:1000 beifüge, ein und schließe nach 3 Minuten eine weitere gleiche Einspritzung an, ohne die zuerst injizierte Flüssigkeit herauslaufen zu lassen. Auf diese Weise gelangt genügend anästhesierende Lösung in die hintere Harnröhre; der Adrenalinzusatz erhöht nach meiner Erfahrung die anästhesierende Wirkung des Alypins und verhindert einigermaßen das Bluten der entzündeten oder mit Papillen besetzten Schleimhaut. Das Instrument wird, mit dem Obturator und dem Wasserschlauch versehen, nach Prüfung des Lichtes und der Spülung, den Regeln des Katheterismus gemäß eingeführt. Als Irrigationsflüssigkeit verwendet man lauwarme 4proz. Borsäurelösung, welche sich in einem Irrigator befindet, der 1 m oberhalb des Sitzes des Patienten angebracht ist. Nach Eindringen des Instrumentes in die Blase läuft die Spülflüssigkeit aus dessen äußerem Ende ab. Nun wird schnell der Kontakt mit der Lichtquelle hergestellt und der optische Apparat eingeschoben. Sobald das geschehen ist, läuft alle Spülflüssigkeit in die Blase, solange das Fenster des Apparates auch nur zum Teil in die Blase schaut; liegt das Fenster ganz in der hinteren Harnröhre, so tropft die Spülflüssigkeit aus dem Abflußrohr heraus. Man muß daher im ersteren Fall den Zufluß der Spülflüssigkeit etwas einschränken, um zu schnelles Füllen der Blase und damit unwiderstehlichen

Harndrang zu verhindern. Dies geschieht durch leichtes, aber nicht vollständiges Zudrücken des Spülschlauches, was auch der Patient besorgen kann. Wir betrachten zunächst den Blasenhals und die Prostatalappen, dann vor allem den Samenhügel und dessen Umgebung. Durch vorsichtiges Drehen des Instrumentes bekommt man auch die seitlichen Wände der hinteren Harnröhre zu sehen. Massiert man während der Urethroskopia posterior die Prostata, so sieht man das Prostatasekret im scharfen Strahl austreten und kann manchmal aus dessen Farbe und der Art des Strahles diagnostische Folgerungen ziehen. Normalerweise erscheint der Sphinkter internus als glatter, mehr oder minder schmaler Saum oder Wulst quer durch das Gesichtsfeld; der Kolliculus terminalis tritt wunderbar plastisch hervor, meist in Form eines Kegels, der oft die Öffnung des Utriculus masculinus erkennen läßt. Der Kollikulus hat rötliche Farbe, ist glatt oder zeigt kleine Fältelungen; sehr oft konstatierte ich an demselben in vollkommen normalen Fällen ein mehr samtartiges Aussehen. Man muß eine große Erfahrung in der Urethroskopia posterior gesammelt haben, um gerade in bezug auf die Form und das Aussehen des Kollikulus Irrtümern zu entgehen. Die verschiedensten Formen eines Kegels kommen vor, spitze, runde, abgeschnittene; der Kollikulus kann ferner schwammartig, pilzförmig, halbkugelig, segmentartig, olivenförmig, kammartig aussehen. Die meisten dieser Varianten sind von Erich Wossidlo prägnant beschrieben und durch schöne Abbildungen illustriert.

Bei der Urethritis posterior erscheint der Sphinkter internus nicht mehr glatt und zart, sondern ungleichmäßig, verdickt, ödematös, oft mit kleinen Zotten oder Polypen versehen, in denen man nicht selten die Gefäße erkennt; auch fällt der Sphinkter durch eine gewisse Induration, durch Mangel an Elastizität auf, was man besonders beurteilen kann, wenn man während der Untersuchung den Patienten auffordert, zu urinieren. Die Pars prostatica der Harnröhre erscheint bei chronischer Entzündung entweder stark gerötet, geschwollen, ödematös (weiche Infiltration) oder blaß, derb, ja weiß (harte Infiltration). Im ersten Fall finden wir oft auch kleine Zysten, Granulationen, Polypen. Die harte Induration habe ich sehr oft nicht nur als Endstatium der chronischen gonorrhoischen oder postgonorrhoischen Urethritis gesehen, sondern überaus häufig als Folge von jahrelangem Koitus reservatus und hartnäckiger Onanie. Diese Tatsache ist nicht allgemein bekannt, und doch darf man sie als Therapeut nicht ignorieren. E. Wossidlo scheint als Folge solcher Exzesse häufiger Papillombildungen in der hinteren Harnröhre beobachtet zu haben. Er zählt diese Bildungen zu der Urethritis posterior granulosa et papillomatosa, die auch im Laufe einer chronischen Gonorrhöe sich entwickeln kann. Entsprechend den eben geschilderten Veränderungen bietet auch der Kolliculus seminalis prägnante Veränderungen, die andererseits allein, ohne Erkrankung der übrigen Teile der hinteren Harnröhre auftreten können. Der weichen Infiltration der Harnröhre entsprechend erscheint der Kollikulus vergrößert, oft sehr stark, mit mehr oder minder unregelmäßiger Form, manchmal so verwachsen und mit der Umgebung verquollen, daß er kaum zu erkennen ist. Gerade im letzteren Falle ist die Schleimhaut des Samenhügels in besonderem Maße aufgelockert, geschwollen, dunkelrot, unregelmäßig gewulstet, ödematös. Auch ulzerative Prozesse kann man hier beobachten: die Schleimhaut ist zerklüftet, gelockert, zerrissen; zwischen flottierenden rötlichen oder graugelblichen Fetzen kann man manchmal ein tiefes Ulkus sehen. Andererseits bietet der Kollikulus oft feine Granulationsbildungen, die besonders E. Wossidlo beschrieben hat. Der harten Infiltration der Harnröhre entsprechend sind diejenigen Fälle, in denen der Kollikulus blaß und seine Schleimhaut anämisch und atrophisch erscheint. Der Samenhügel selbst ist entweder noch vergrößert oder atrophisch. Diese letzteren Veränderungen stellen das letzte Stadium der chronischen Entzündungen des Kollikulus dar.

Die endoskopische Behandlung der chronischen Veränderungen der hinteren Harnröhre und des Samenhügels nimmt man mit dem zum Luftendoskop umgewandelten Irrigationsurethroskop von H. Wossidlo vor. Diese Umwandlung geschieht schnell und auf einfache Weise. Man setzt den Irrigationsschlauch ab und ersetzt ihn durch ein Luftgebläse; dieses benützt man dazu, die Schleimhaut trocken zu legen, was übrigens auch mit feingestielten Wattetampons erzielt werden kann. Man muß natürlich Sorge tragen, daß die Wattetampons festhalten, und immer eine lange Fremdkörperzange neben sich haben, um sie gegebenenfalls damit zu entfernen. Die endoskopische Behandlung bei Erkrankungen der hinteren Harnröhre und des Samenhügels ist eine dreifache: eine ätzende, eine kaustische und eine kurettierende. Zum Ätzen wird meist eine 20proz. Argentum-nitricum-Lösung benutzt, die hier sehr gute Dienste tut, während ich von der Anwendung einer so stark konzentrierten Lösung in der vorderen Harnröhre abraten möchte. Außerdem gebrauche ich oft mit Erfolg Jodtinktur. Als Träger dieser Mittel verwendet man feine Wattetamponträger oder den von Wossidlo angegebenen kleinen gedeckten Pinsel. Man muß die zu ätzende Stelle vorher genau einstellen. Für die Ätzung kommen diejenigen Formen der Urethritis posterior und der Kollikulusentzündung in Betracht, die sich durch Schwellung der Schleimhaut, ödematöse Durchtränkung derselben und samtartige Fältelung auszeichnet, also diejenige Form, die man auch Urethritis posterior granulosa et papillomatosa nennt. Außerdem werden die geschwürigen Formen der Urethritis posterior, insbesondere die den Kollikulus oft stark zerklüftenden Ulzera auffallend rasch durch Ätzungen günstig beeinflußt; ebenso die auch in der hinteren Harnröhre wiederholt von mir beobachteten diphtherieähnlichen Membranen, die durch Gonokokken hervorgerufen werden und auf die ich in der nächsten Vorlesung noch eingehender zu sprechen kommen werde. In diesen letzteren Fällen, die noch lange nicht genug beachtet werden, ziehe ich den mit Jodtinktur getränkten Wattetampon dem Gebrauch eines mit Höllensteinlösung getränkten Pinsels vor, weil ich die Erfahrung gemacht habe, daß gerade auf die Membranen die Jodtinktur eine tiefgehende Wirkung ausübt; dazu gestattet die Anwendung eines Wattetampons ein mechanisches Abreiben, womöglich ein vollkommenes Entfernen der Membranen, was mit einem Pinsel nicht erzielt werden kann. Ist aber die Membran entfernt, dann gelingt es natürlich viel leichter, die darunterliegende kranke Schleimhaut der Wirkung der Jodtinktur zugänglich zu machen und so einer schnellen Heilung entgegenzuführen. Dies ist, solange die Membran einen oft recht dicken und zähen Panzer vor der dahinter verborgenen Schleimhaut bildet, ausgeschlossen. In Fällen, in denen die Membran auf diese Weise nicht zu beseitigen war, habe ich sie vermittelst der von mir eingeführten langgestielten Kurette (scharfen Löffels) entfernt.

Wenn sich in der hinteren Harnröhre, einschließlich Sphinkter internus und Samenhügel, polypenartige Bildungen entwickelt haben, dann muß man die Galvanokaustik anwenden. Meines Erachtens kommt man in den allermeisten Fällen mit einem geraden, spitzen, galvanokaustischen Brenner aus, und zwar wende ich denselben ohne Optik an, was den Eingriff bedeutend vereinfacht. Ich verfahre so, daß ich mit Optik genau den Polyp einstelle, dann die Schleimhaut trocken lege, noch einmal kontrolliere, ob das Instrument sich nicht verschoben hat, und nun den Galvanokauter derart einführe, daß ich ihn, wenn er in die Nähe des Tubenfensters kommt, glühend mache. Auf diese Weise beleuchte ich das Operationsfeld genügend, um genau den Galvanokauter an dem Punkt anzusetzen, an dem dies beabsichtigt ist. Wiederholt habe ich, ebenso wie E. Wossidlo, bemerken können, daß Polypen, von denen man vielleicht die Hälfte galvanokaustisch abgetragen hat, von selbst zusammenschrumpfen, so daß kein weiterer Eingriff mehr notwendig ist. Bei ödematös geschwollenem Kollikulus habe ich des öfteren, wenn die Ätzungen nicht zum Ziele führten, durch Galvanopunktion, d. h. durch stellenweises Einstechen des glühenden galvanokaustischen Brenners Rückgang der Schwellung und des Ödems erzielt.

Die Ausschabung der hinteren Harnröhre, sowie des Kollikulus ist in denjenigen Fällen angezeigt, in denen wir das Endstadium der chronischen Entzündung in Form harter, weiter Infiltrate vor uns haben. Dieses Kürettement, ebenso wie die oben geschilderten Eingriffe sollen nur alle 14 Tage vorgenommen werden; dazwischen empfehle ich 2—3mal wöchentlich heiße Janetsche Spülungen der ganzen Harnröhre mit einer desinfizierenden Lösung, am besten Hydrargyr. oxycyan. 0,1—0,2 : 1000. Auch ist darauf Gewicht zu legen, während der ganzen Zeit dieser endoskopischen Behandlung ein Harndesinfizienz nehmen zu lassen; auch das Tragen eines Suspensoriums ist sehr anzuraten, um die Entstehung einer Epididymitis zu verhindern.

Ein sehr gutes Instrumentarium für die Urethroskopia posterior und die endoskopischen therapeutischen Eingriffe ist auch von Lohnstein angegeben worden.

Zu den Erkrankungen, die manchmal einer endoskopischen Behandlung des Kolliculus seminalis bedürfen, gehören diejenigen Fälle von Impotenz und sexueller Neurasthenie, die sich in der Folge einer akuten, subakuten oder chronischen gonorrhoischen oder postgonorrhoischen Urethritis entwickeln. Posner hat ja schon längst gezeigt, daß mancher Fall von Impotenz auf eine gonorrhoische oder postgonorrhoische Erkrankung der Prostata zurückzuführen ist. Bei jedem Fall von Impotenz oder sexueller Neurasthenie, die sich durch Ejaculatio praecox, mangelhafte Erektion, aber auch enorm gesteigerte sexuelle Erregbarkeit, andererseits durch Schmerzen bei der Ejakulation oder Mangel jedes Wollustgefühls beim Orgasmus dokumentiert, müssen wir daher die Prostata untersuchen und gegebenenfalls nach den Regeln der Therapie bei chronischer Prostatitis behandeln. Erweist sich die Prostata als vollkommen gesund, so müssen wir unser Augenmerk auf die hintere Harnröhre, speziell auf den Kolliculus seminalis richten. Wenn wir hier die Urethroskopia posterior vornehmen, so werden wir sehr oft die verschiedenen Grade von Kollikulitis finden, die wir oben beschrieben haben. Diese sind dann auch nach den angegebenen Gesichtspunkten endoskopisch zu behandeln. Es wäre aber verfehlt, wollte man jeden Patienten, der mit Klagen über seine Potenz oder mit Beschwerden beim Koitus zu uns kommt, einer endoskopischen Behandlung unterziehen. Sehr häufig bekomme ich Patienten zu sehen, die nach einer durchgemachten Gonorrhöe, besonders wenn dieselbe sich verschleppt hat oder gar zu einer chronischen Prostatitis oder Urethritis geführt hat, über ihre Potenz klagen oder über Schmerzen bei der Ejakulation oder Mangel der Libido. Ist der Tripper nicht von zu langer Dauer gewesen und bestehen die sexuellen Beschwerden noch nicht länger als einen Monat, so wird man stets den Patienten psychisch zu beeinflussen suchen. Es ist ratsam, damit hydrotherapeutische Maßnahmen (lauwarme Abwaschungen) und die innere Verordnung beruhigender Mittel, wie Kali bromat., Sedobrol, Camphor. monobromat., zu verbinden. Selbstverständlich ist jeder Koitusversuch auf 2—3 Monate zu unterlassen. Nach einiger Zeit, wie überhaupt nach vorausgegangener schwerer Gonorrhöe, besonders wenn der allgemeine Zustand der Patienten darunter gelitten hat, ist es am Platze, Stärkungsmittel zu verabreichen. Als solche empfehle ich die Eisenpräparate (Tinct. ferri pommata, Pillul. Blaudii, Eisenpeptonat Robin usw.) oder die Verbindung von Eisen, Chinin und Strychnin, wie sie in den „Tabloid tonicum. comp.“ Burrough, Wellcome & Co. enthalten ist, ferner Eiweißpräparate, wie Sanatogen, Riba, welch letzteres den Vorzug der Wasserlöslichkeit hat, oder auch eine Verbindung derselben mit Eisen, wie es das Eisentropon bietet. Gerade in solchen Fällen wirken diese Präparate recht günstig. In älteren Fällen sieht man manchmal schöne Erfolge von einer Galvanisation des Kolliculus seminalis vermittelst entsprechender Sonde und vor allem von der endoskopischen Behandlung des Samenhügels. Aber auch hier bilden die psychische Beeinflussung und die roborierenden Mittel einen nicht zu unterschätzenden Faktor der Therapie.

11. Vorlesung.

Die chronische Urethritis anterior gonorrhoica und postgonorrhoica; Janetsche Spülungen, Dilatationen nach Oberländer und Kollmann. — Medikamentöse Bougies.

Die Behandlung der chronischen Urethritis anterior, sei es, daß diese noch gonorrhoischer Natur ist oder nur gonorrhoischen Ursprunges, hat in erster Linie eine urethroskopische zu sein, und zwar in dem Sinne, daß sowohl eine große Reihe chronischer Läsionen durch urethroskopische Eingriffe zu beseitigen ist, als daß die ganze vielgestaltige Therapie durch urethroskopische Untersuchungen unbedingt geleitet werden muß. Die Urethroskopie ist allein imstande, uns genaue Angaben über die vorliegenden Läsionen zu geben und uns die Indikationen über die jeweilig angebrachten therapeutischen Maßnahmen zu geben. Die Urethroskopie wird am besten verhindern, daß wir unsere und des Patienten Zeit mit Eingriffen verlieren, die nach Einsicht in die gesetzten anatomisch-pathologischen Veränderungen der Harnröhre nicht von Nutzen sein können. Auf die Urethroskopie, die meines Erachtens und nach meiner großen diesbezüglichen Erfahrung mit Recht den Eckpfeiler unserer Therapie der chronischen Urethritis anterior darstellt, werde ich in der nächsten Vorlesung eingehen und dabei auch Gelegenheit nehmen, zu zeigen, wie sehr die Urethroskopie durch ihre diagnostischen Feinheiten eine erfolgreiche Behandlung überhaupt erst ermöglicht und wie dieselbe — über dieses Ziel hinaus — in der Prophylaxe der Gonorrhöe und in der Erteilung des Ehekonsenses von ganz hervorragender Bedeutung ist. Selbstverständlich darf man aber nicht in der so überaus schwierigen Behandlung der chronischen Urethritis wegen der ausgezeichneten Resultate der urethroskopischen Behandlung nun alle anderen therapeutischen Maßnahmen vernachlässigen. Wir müssen im Gegenteil aus der Kombination der urethroskopischen Behandlung mit den altbewährten therapeutischen Maßnahmen den größtmöglichen Nutzen für unsere Patienten zu ziehen suchen, deren Geduld ja leider oft auf eine harte Probe gestellt wird. Immerhin habe ich die feste Überzeugung, daß wir dank der Kombination dieser therapeutischen Maßnahmen mit der Urethroskopie viel schneller und häufiger die chronische Urethritis heilen als früher.

Zu diesen altbewährten therapeutischen Eingriffen, die ich bei der Behandlung der chronischen Urethritis nicht missen möchte, zähle ich die Janetschen Spülungen und die Dilatationsbehandlung, welche letztere durch Oberländer und Kollmann zu einer Methode ausgearbeitet wurde. Ich habe die Erfahrung gemacht, daß man mit methodisch ausgeführten Janetschen Spülungen manchen Fall von chronischer Urethritis heilen kann, der vorher allen therapeutischen Angriffen trotzte. Es gibt immerhin eine ganze Reihe von Fällen chronischer Urethritis, bei denen keine tiefergehenden anatomisch-pathologischen Läsionen vorliegen, und die trotzdem nicht heilen. Dies liegt entweder daran, daß immer nur mit der Tripperspritze hantiert wird und dabei sehr oft viel zu stark konzentrierte Lösungen eingespritzt werden, wodurch die Harnröhrenschleimhaut in einem Zustand ständiger Hyperämie und Desquamation gehalten wird und nicht zur Ruhe kommen kann, oder daran, daß in der Mutmaßung, es müßten tiefere Läsionen vorliegen, Sondierungen und Dilatationen vorgenommen werden, welche die Schleimhaut nur reizen können.

Die Janetschen Spülungen bei chronischer Urethritis haben sich in verschiedenen Punkten von denen bei akuter Urethritis zu unterscheiden, auf die ich hier besonders aufmerksam machen möchte. Erstens sollen dieselben so heiß gegeben werden, wie der Patient sie erträgt, wobei natürlich auf den Entzündungszustand der Harnröhrenschleimhaut Rücksicht genommen werden muß. Je länger die Urethritis besteht, um so wärmer soll die Lösung sein. Man kann Lösungen von 40—60° C anwenden. Zweitens muß man ergründen, ob die Entzündungsherde sich bis in die Pars bulbosa erstrecken. Ist letzteres der Fall, so muß man die ganze Harnröhre durchspülen. Denn bei alleiniger Bespülung der vorderen Harnröhre wird die Fossa bulbosa nicht genügend gereinigt; dazu wird, bei Erkrankung der Pars bulbosa bis an den Sphinkter externus heran, letzterer leicht von dem Krankheitsprozeß überschritten, selbst wenn der zweite Urin vollkommen klar und flockenfrei erscheint. Der dritte Punkt, auf den man achten muß, ist die Wahl und die Konzentration der Lösung. Muß die ganze Harnröhre durchgespült werden, so habe ich den bei der akuten Gonorrhöe gegebenen Vorschriften nichts hinzuzufügen. Kann sich die Spülung dagegen auf die vordere Harnröhre beschränken, so wendet man die Lösungen konzentrierter an. Je älter die Urethritis ist, um so konzentrierter können die Lösungen angewandt werden: Kali permanganic. 0,5—1 : 1000; Albargin 1—2‰; Argyrol 1—2‰; Hydrargyr. oxycyanat. 0,5—1 : 1000, das besonders bei Anwesenheit von sekundären Bakterien angezeigt ist; Argentum nitricum 0,5—$^1/_{1000}$, das gerade bei chronischer Urethritis anterior, abwechselnd mit anderen Lösungen angewandt, gute Dienste tut; endlich Jodtinkturwasser, das im Augenblick der Anwendung durch Eingießen von 5—10 g Jodtinktur in einen Liter heißes Wasser hergestellt wird. Selbstredend wird man auch hier zu- und abgeben müssen. Die heißen Janetschen Spülungen haben auch auf die bei der chronischen Urethritis so häufigen weichen Infiltrate (Oberländer) einen sehr günstigen Einfluß. Im allgemeinen sollen die Spülungen solange fortgesetzt werden, bis keine Gonokokken mehr nachweisbar sind. Es wäre aber verfehlt, in allen Fällen mit der Dilatation oder der urethroskopischen Behandlung solange zu warten, bis kein Gonokokkus zu finden ist, da ja oft die gonokokkenbergenden Herde erst durch die genannten Eingriffe beseitigt werden können. Nur wird man in solchen Fällen mit der urethroskopischen Behandlung und namentlich mit der Dilatation besonders behutsam vorgehen müssen und jede zu große Reizung der Harnröhrenschleimhaut meiden. Doch ist klar, daß, wenn es sich um eitrige Prozesse in den Littréschen Drüsen oder um submuköse Abszesse handelt, oder wenn Infiltrate der Harnröhrenwandung vorliegen, Spülungen allein nur vorübergehend die Gonokokken zum Verschwinden bringen werden, nicht aber eine Ausheilung des pathologischen Prozesses erzielen können. Während die erstgenannten pathologischen Prozesse viel schneller und vor allem in viel schonenderer Weise durch urethroskopische Eingriffe beseitigt werden, wird die Resorption der Infiltrate nebst der urethroskopischen Behandlung durch die mechanische Therapie in Form der Dilatation und des Einflusses eines ständigen gleichmäßigen Druckes in hohem Grade befördert. Zu diesem Zwecke bediene ich mich im allgemeinen für die vordere Harnröhre gerader, vorn konisch endender Metallsonden ähnlich denen, die von Kollmann angegeben worden sind (s. Fig. 9). Nur wenn, was ja freilich ziemlich oft der Fall ist, in der Pars bulbosa Infiltrate vorhanden sind, muß man die Béniquébougies einführen, da gerade ihre Krümmung eine richtige und genügende Dilatation der Pars bulbosa gestattet. In den übrigen Fällen halte ich es für unnötig, den Patienten mit der immerhin schmerzhaften Prozedur zu belästigen. Der Sondeneinführung hat eine Anästhesierung der Harnröhre stets vorauszugehen und eine leicht desinfizierende Janetsche Spülung zu folgen. Damit letztere ihre Wirkung auch in der Tat ausüben kann, soll man Öl als Gleitmittel für die Sonden meiden und die weiter oben angegebenen wasserlöslichen Gleitmittel benutzen. Bei Vorhandensein kleiner Follikel ist es ratsam, die Harnröhre auf der eingeführten Sonde zu massieren und nachher eine Janetsche Spülung vorzunehmen. Man beginnt mit Bougie Nr. 20 Charrière und steigt allmählich zu immer stärkeren Nummern. Gewöhnlich genügt es, wenn man Sonden bis zur Stärke 26 Charrière einführt; in manchen Fällen ist es dagegen erforderlich, bis zur Sonde Nr. 30 zu gehen, was freilich eine Meatotomie verlangen kann. Schreckt der Patient vor der Meatotomie zurück, oder hat

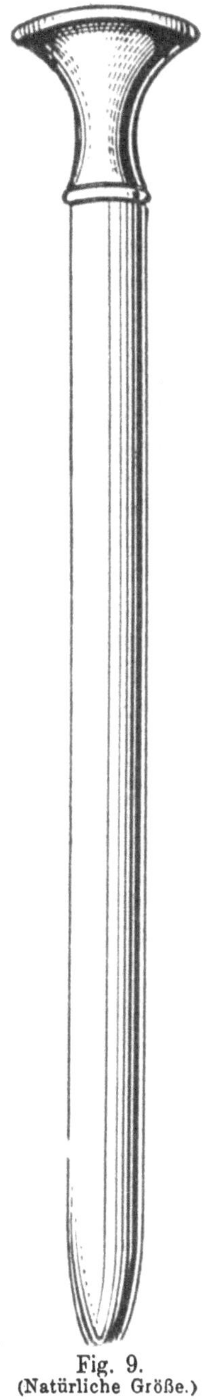

Fig. 9.
(Natürliche Größe.)

man den Eindruck, daß auch mit diesen dicken Sonden die Harnröhre nicht in ihren weitesten Teilen, der Fossa bulbosa vor allem, genügend gedehnt wird, so geht man zur Anwendung der Dilatatoren über.

Bei der Einführung der Sonden, besonders der Béniquésonden, muß man recht behutsam vorgehen und vor allem sich davor hüten, das Bougie mit Gewalt vorwärts stoßen zu wollen. Man soll vielmehr die Harnröhre derart über die Sonde hinwegziehen, daß letztere von selbst ohne jeglichen Druck von seiten des Operateurs in die hintere Harnröhre und Blase hineingleitet. Bei Einführung der Béniquésonden mit Guyonscher Krümmung ergreift der rechts von dem Patienten stehende Arzt mit der linken Hand den Penis des Patienten, führt die Sonde mit nach unten schauender Konkavität in die Harnröhre ein und zieht nun, Sonde und Penis über den Schenkel des Patienten haltend, das Glied über die Sonde weg, bis letztere auf einen Widerstand stößt. Nun dreht man die Sonde nach der rechten Inguinalfalte des Patienten, von da nach dem Nabel zu, um sie nun ziemlich plötzlich nach dem Damm zu senken. Hierbei öffnet sich der Sphinkter externus urethrae, und die Sonde gleitet durch die Pars membranacea in die hintere Harnröhre. Bei dieser Manipulation ist jeglicher Druck oder Kraftanwendung strengstens zu vermeiden. Um die Béniquésonde zu entfernen, hebt man deren Schaft nach dem Nabel zu, o h n e a n d e r S o n d e z u z i e h e n. Hierbei gleitet sie schmerzlos aus der Harnröhre, oder vielmehr das Glied gleitet von allein von ihr ab. Sucht man dagegen die Sonde durch Herausziehen zu entfernen, so hakt sich dieselbe nur noch fester ein, was dem Patienten Schmerzen verursacht.

Da das Orificium urethrae externum und die Fossa navicularis die engste Stelle der Harnröhre darstellt, während die

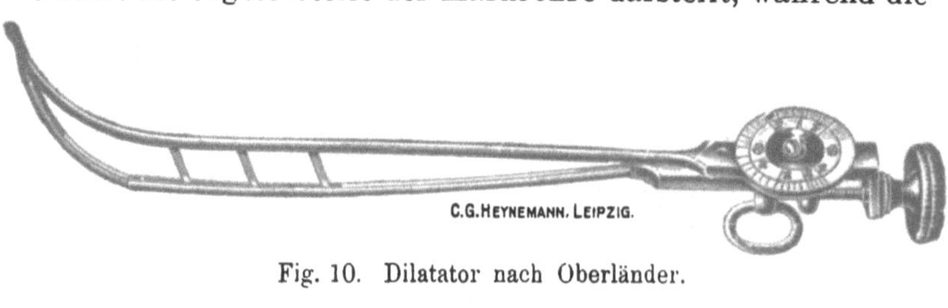

Fig. 10. Dilatator nach Oberländer.

Pars bulbosa bedeutend weiter ist, wohl doppelt so weit, so ist es klar, daß es — auch nach einer Meatotomie — nicht

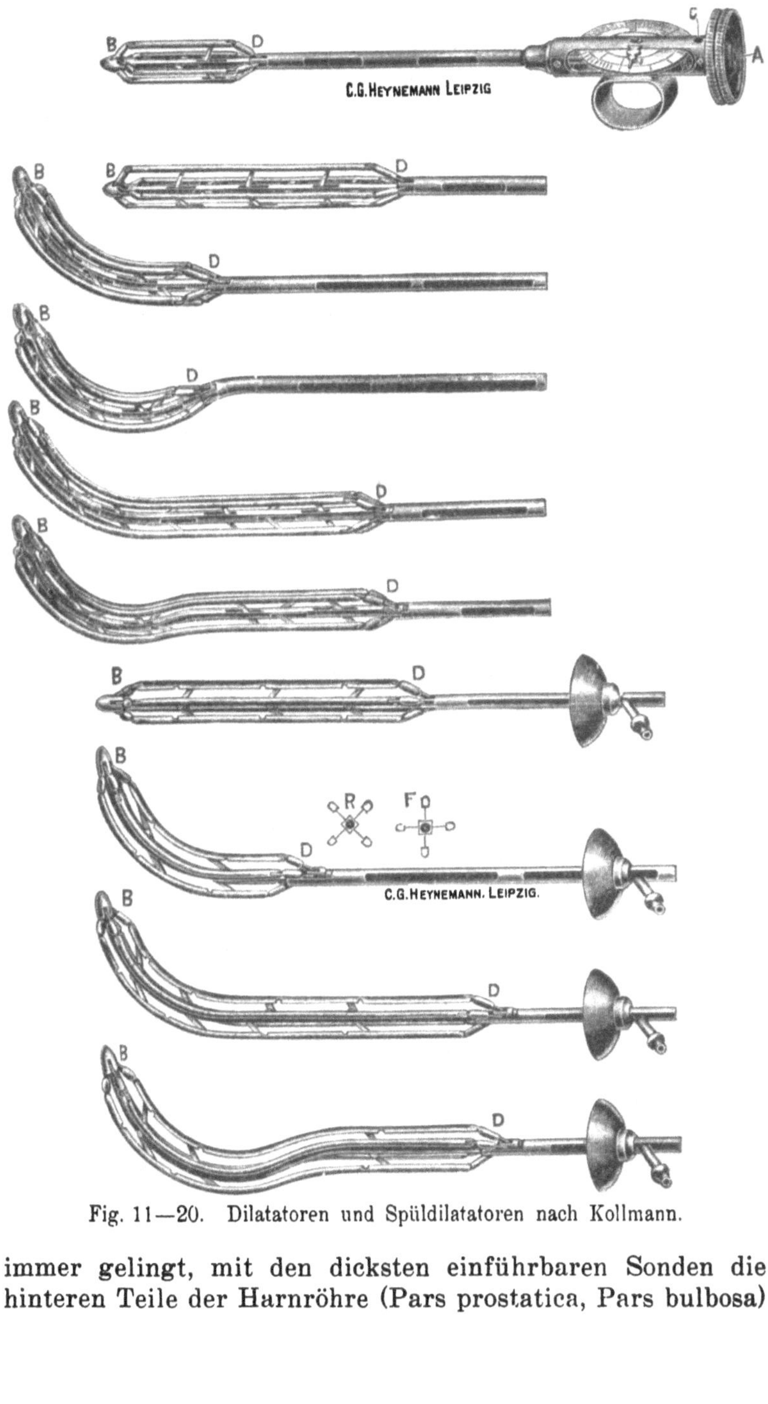

Fig. 11—20. Dilatatoren und Spüldilatatoren nach Kollmann.

immer gelingt, mit den dicksten einführbaren Sonden die hinteren Teile der Harnröhre (Pars prostatica, Pars bulbosa) ad maximum zu dehnen. Es ist nun das große Verdienst unseres Meisters Oberländer, dies durch die Erfindung seiner Dilatatoren ermöglicht zu haben. Diese Instrumente bestehen aus zwei Strahlbranchen, die durch Schraubenwirkung gleichmäßig in einer Richtung erweitert werden, während eine Zeigerplatte den Grad der Erweiterung angibt. Der Oberländersche Dilatator muß mit einem Gummiüberzug überzogen sein, um die Schleimhaut der Harnröhre vor Einklemmung zu schützen. Einen gleichmäßigeren Druck auf die verschiedenen Harnröhrenwände erzielt man durch Benutzung der vierteiligen Dilatatoren von Lohnstein und besonders von Kollmann. Die letzteren sind in neuerer Zeit auch so gearbeitet, daß man sie ohne Gummiüberzug einführen kann, und dabei eine Einklemmung der Schleimhaut nicht zu befürchten braucht. Es ist dies vom Standpunkt der Asepsis des Eingriffes ein großer Vorteil. Kollmann hat nun verschiedene dieser Dilatatoren gebaut: gerade für die vordere Harnröhre allein; einen längeren mit Dittelscher Krümmung für Pars bulbosa und Pars prostatica urethrae, wobei die vordere Harnröhre nicht gedehnt wird; einen Dilatator mit Guyonscher Krümmung für die hintere Harnröhre, und endlich einen Dilatator mit Guyonscher Krümmung, der die hintere Harnröhre und den größten Teil der vorderen Harnröhre dehnt. Nun sind vor allem von Lohnstein, dann aber auch von Kollmann, Wossidlo, Artur Lewin, Ernst R. W. Frank sogenannte Spüldilatatoren hergestellt worden, die es ermöglichen sollen, die Harnröhre zu gleicher Zeit zu dehnen und zu spülen. Wie geistreich dieselben auch erdacht und kombiniert sind, so finde ich deren Anwendung recht schmerzhaft für den Patienten und habe auch den Eindruck, daß man im allgemeinen mit Dilatationen und nachfolgenden Janetschen Spülungen gerade so weit kommt. In sehr hartnäckigen Fällen dürften indes die Spüldilatoren anzuraten sein. Über die Dilatatoren gelten betreffs des Zeitpunktes ihres Gebrauches und der Art der Einführung dieselben Regeln, die wir für die Metallsonden schon gegeben haben. Es sei nur hervorgehoben, daß man im Beginn der Behandlung die Dilatatoren nur wenig dehnen soll und erst allmählich die Dehnungen weiter treiben darf. Mehr als 1—2 Grad soll in einer Sitzung nicht gesteigert werden. Die einzelne Sitzung soll in der Regel nicht mehr als 15 Minuten betragen, und der Dilatator wöchentlich nur einmal angewandt werden. Eine Zerreißung der Harnröhre ist strengstens zu vermeiden. Tritt eine stärkere Blutung ein, so soll 14 Tage mit Dehnungen sistiert werden, ebenso wenn eine Blasenreizung erfolgen sollte. Die Urethroskopie allein hat zu entscheiden, wie lange die mechanische Behandlung vermittelst Dilatatoren dauern soll und welche Art der Dilatatoren zu wählen ist; auch kann sie allein entscheiden, ob der gewünschte Erfolg mit der Dilatation erreicht wird, oder ob nicht andere therapeutische Maßnahmen zu ergreifen sind. Von diesen will ich hier noch die medikamentösen Bougies erwähnen, die der Patient selbst sich vor dem Schlafengehen einführt und möglichst über Nacht in der Harnröhre läßt. Dieselben enthalten resorptionsbefördernde Substanzen, meist Ichtyol. Ich verwende am liebsten die einzeln in sterilen gläsernen Hüllen in den Handel kommenden Bougies Chaumel.

12. Vorlesung.

Die Urethroskopia anterior: Urethroskop von Luys und von Valentine, Teleskop von Kaufmann. — Technik, mögliche Irrtümer. — Normale und pathologische Befunde: Zentralfigur, Littrésche Drüsen, Morgagnische Lakunen. Harte und weiche Infiltrate Oberländers. — Urethroskopische Behandlung: Ätzung, Galvanokaustik, galvanokaustische Stichelungen. Ausschaben der harten Infiltrate mit dem scharfen Löffel. Latente Gonorrhöe; Himbeerfarbene Herde; Membranen und Falten; Polypen; Kavernen; submuköse Abszesse. — Gonokokkenträger.

Die Urethroskopie soll den Eckpfeiler jeglicher Behandlung der chronischen Urethritis anterior bilden. Ich gehe weiter und sage: jede chronische Urethritis anterior soll in der Hauptsache urethroskopisch behandelt werden. Ich werde zeigen, daß manche Läsionen überhaupt nur urethroskopisch zu heilen sind, und daß andere unter der urethroskopischen Behandlung schneller heilen wie sonst. Ich werde ferner zeigen, daß der große therapeutische Wert der Urethroskopie — wenn ich mich aphoristisch ausdrücken darf — in ihrer überragenden diagnostischen Sicherheit besteht.

Von großer historischer Bedeutung sind die Urethroskope von Grünfeld, Casper, Posner, Nitze, Oberländer. Die praktischsten Urethroskope mit direktem Licht sind die von Luys und von Valentine, welche sich eigentlich nur durch die Einbettung der Lämpchen unterscheiden. Das Valentinesche Urethroskop ist außerdem durch das vortreffliche Urethro-Teleskop Kaufmann bereichert. Dieser kleine optische Apparat, der drehbar am Urethroskop angebracht ist, so daß man ihn nach Bedarf vor das Gesichtsfeld stellen oder von demselben verschieben kann, gibt scharfe und vergrößerte urethroskopische Bilder. Er hat außerdem vor der Lupe des Luysschen Urethroskops den Vorzug, daß er sich für normal-, kurz- oder weitsichtige Augen gleich gut einstellen läßt. Das Valentinesche Urethroskop besteht aus einem Mignonglühlämpchen und dessen Träger, der in

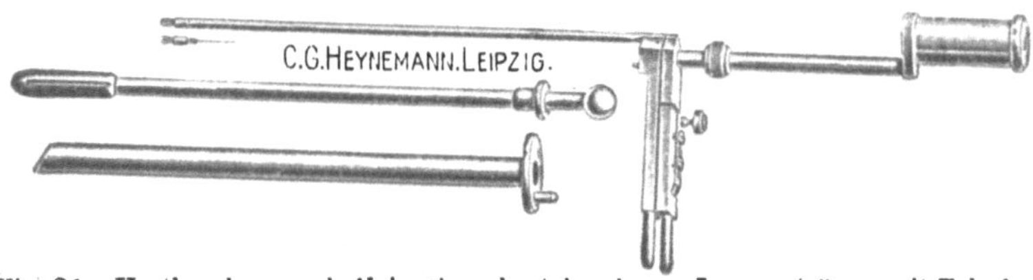

Fig. 21. Urethroskop nach Valentine, bestehend aus Lampenträger mit Teleskop nach Kaufmann, Tubus und Obturator.

einem Griff festsitzt; beide werden durch Abreiben mit einem in 60proz. Alkohol getränkten Wattebausch desinfiziert. Mittels Metallschiebers öffnet und schließt man den elektrischen Strom. Die Handhabung des Urethroskopes ist eine einfache. Man führt in die anästhesierte Harnröhre einen durch Auskochen sterilisierten Tubus mit Obturator bis zur Pars bulbosa ein und zieht dann den Obturator langsam heraus. Nach Einführung des Lampenträgers, den ich nicht festschraube, besichtigt man die Harnröhre von hinten nach vorn. Die Schleimhaut wird mit sterilen Wattetupfern, die an langen Metall- oder Holzstäbchen befestigt sind, getrocknet. Es ist zu beachten, daß man den Tubus zur Besichtigung immer zentral halten muß, d. h. derart, daß die charakteristische Zentralfigur zustande kommt mit dem Lumen der Harnröhre im Zentrum und von diesem ausstrahlend die Falten der Schleimhaut gleichmäßig gespannt. Stellt man nämlich den Tubus exzentrisch ein, derart, daß nur eine Wandung der Harnröhre eingestellt ist, dann übt der Tubus einen zu starken Druck auf die betreffende Wand aus, wodurch die betreffende Stelle blutleer erscheint und dadurch leicht ein weißes Infiltrat vortäuschen kann. Derselbe Irrtum kann vorkommen, wenn man einen zu weiten Tubus wählt, der auf die Harnröhrenwandungen einen ständigen Druck ausübt, dieselben blutleer macht und weiß erscheinen läßt. Man muß also einen Tubus von solcher Weite wählen, daß derselbe glatt die Harnröhre passiert und keinen Druck auf deren Wandungen ausübt, auch durch sein Passieren keine Blutung erzeugt. Entsteht bei der richtigen Auswahl des Tubus dennoch eine Blutung, so spricht das für die Anwesenheit einer weichen Infiltration oder schwererer Läsionen, wie Wucherungen, Membranen. Andererseits darf man natürlich die Tuben auch nicht zu eng wählen, da bei weiteren Tuben die Harnröhrenschleimhaut besser entfaltet vor unserem Auge liegt. Man muß eben im einzelnen Fall denjenigen Tubus anwenden, der gut durch das Orificium urethrae externum eingeführt werden kann, und denselben stets parallel zur Längsachse der Harnröhre halten. Ich möchte dann noch auf einen anderen Irrtum aufmerksam machen, der bei der urethroskopischen Beleuchtung vorkommen kann. Setzt man dieselbe Stelle der Harnröhrenschleimhaut zu lange der Bestrahlung durch das Mignonlämpchen aus, so stellt sich ziemlich schnell eine solche Hyperämie der beleuchteten Schleimhautpartie ein, daß dadurch eine entzündliche Hyperämie, ja sogar eine weiche Infiltration vorgetäuscht werden kann. Man muß sich daher zur Regel machen, ein und dieselbe Stelle nicht zu lange zu betrachten. Kann man die Diagnose nicht sofort stellen, so ist es ratsam, das Licht einen Augenblick erlöschen zu lassen oder zunächst die angrenzenden Partien der Harnröhre zu besichtigen und darauf nach Einführung des Obturators das Urethroskop bis zur verdächtigen Stelle wieder einzuführen. Man wird oft erstaunt sein, wie verschieden dann die Schleimhaut im urethroskopischen Bilde erscheint. Die Möglichkeit dieser Verwechslungen muß man kennen, wenn man die Urethroskopie mit Erfolg anwenden will. Als Lichtquelle benutzt man einen Akkumulator oder verwendet besondere Apparate zum Anschluß an die Zentralleitung.

Auf die urethroskopischen Bilder der normalen Harnröhre gehe ich nur so weit ein, als es zum Verständnis der pathologischen Befunde absolut erforderlich ist. Bei der

Urethroskopie haben wir auf die Farbe und den Glanz der Schleimhaut zu achten, ferner auf die Zentralfigur und die Längsfalten der Schleimhaut und endlich auf die Mündungen der Littréschen Drüsen und Morgagnischen Lakunen. Was einem beim Urethroskopieren am ersten auffällt, ist die Zentralfigur. Die Harnröhrenschleimhaut präsentiert sich nämlich dem untersuchenden Auge als Trichter, dessen Mitte durch eine kleine, mehr oder weniger sichtbare Öffnung eingenommen wird; diese Öffnung bezeichnet man als Zentralfigur. Ihr Aussehen ist besonders in pathologischen Zuständen von großer Bedeutung. Doch ist auch in der normalen Harnröhre die Zentralfigur nicht in allen Teilen der Harnröhre gleich. Während sie in der Glans als kleiner senkrechter Spalt erscheint, ist sie in der Pars cavernosa punktförmig oder hat die Form einen queren Spaltes, die sie in der Pars bulbosa beibehält, um schließlich eine mehr halbmondförmige Form anzunehmen. Von der Zentralfigur ausgehend, verlaufen die Längsfalten der Schleimhaut radiär nach dem Tubusrand, an dem sie an Deutlichkeit verlieren. Um sie genau zu sehen, ist es ratsam, keinen zu starken Tubus im Verhältnis zur Weite der Harnröhre zu wählen. Die Längsstreifung der Schleimhaut dokumentiert sich in den ebenfalls radiär erscheinenden roten Streifen. Die zarte Querfaltung der Schleimhaut kommt dagegen im urethroskopischen Bilde nicht zum Ausdruck. Die Farbe der Harnröhrenschleimhaut ist, wie die aller Schleimhäute, individuell sehr verschieden und variiert vom Blaßroten bis zum Hochroten; in der Fossa navicularis ist dieselbe stets am blassesten und kann auch ganz weiß sein, ohne daß man deshalb eine harte Infiltration anzunehmen hat. Von Bedeutung sind ferner die Glätte und der Glanz der Schleimhaut; davon kann man nur durch fleißiges Urethroskopieren die richtige Vorstellung bekommen. Sobald die Oberfläche ihre Glätte eingebüßt hat, liegt ein pathologischer Prozeß vor; ebenso wenn der Glanz verschwunden ist, aber auch wenn derselbe erhöht ist.

An der oberen Wand der Pars bulbosa und cavernosa zerstreut sieht man die Mündungen der Morgagnischen Lakunen als kleine Grübchen oder punktförmige Öffnungen von der gleichen Farbe wie die Umgebung oder leicht gerötet und ohne erhabene Ränder. Im normalen Zustande nicht oder nur schwer sichtbar sind die Ausführungsgänge der auf die ganze Harnröhre verteilten Littréschen Drüsen, die dagegen bei der chronischen Gonorrhöe sehr oft erkrankt sind und dann dem Untersucher sofort auffallen. Die Ausführungsgänge der Cowperschen Drüsen sind normalerweise nicht sichtbar, auch in pathologischem Zustande findet man sie meist nur, wenn sie von der von Kollmann hervorgehobenen V-förmigen Schleimhautfalte umgeben sind.

Die urethroskopischen Befunde bei der chronischen Urethritis teilen wir nach Oberländer in weiche und harte Infiltrate ein, denen ich die von mir zuerst beobachteten Membran- und Faltenbildungen hinzufüge. Diese verschiedenen Formen der chronischen Urethritis können im einzelnen Fall allein oder kombiniert auftreten. Die harten Infiltrate gehen aus den weichen im Laufe der Erkrankung hervor. Bei der weichen Infiltration, charakterisiert durch kleinzellige subepitheliale Infiltrate, erscheint die Harnröhrenschleimhaut hyperämisch, entzündet, geschwollen; das Epithel zeigt einen erhöhten Glanz und läßt eine leichte Abschuppung erkennen. Manchmal sieht man kleine Erosionen im Epithel oder stark gerötete Granulationen. Die Zentralfigur ist von geschwollenen, aufgelockerten Schleimhautfalten umgeben und meist von unregelmäßiger Form. Die Öffnungen der Morgagnischen Lakunen erscheinen als rote Erhabenheiten von Stecknadelkopfgröße mit glasig verschwollenen Rändern, die schleimiges oder eitriges Sekret absondern können; die Littréschen Drüsen sind dagegen nicht sichtbar. Bei der harten Infiltration, charakterisiert durch die Entwicklung und das Überhandnehmen von Bindegewebsfasern in dem kleinzelligen Infiltrate, erscheint die Schleimhaut blasser als an den gesunden Partien, in ausgesprochenen Fällen gelblichweiß, grauweiß. Die Schleimhaut verliert ihren Glanz und ihre Glätte, sie wird höckerig und sieht graugefleckt aus. Die Längsfalten und Längsstreifen der Schleimhaut sind verstrichen, und in den schweren Fällen zeigt das Urethroskop ein starres, unelastisches Rohr, in das man bei ausgebildeter Striktur auf 1—3 cm hineinsehen kann. Urethroskopisch lassen sich die von Oberländer auseinandergehaltenen zwei Formen des harten Infiltrates, die glanduläre und die follikuläre oder trockene Form, gut unterscheiden. Bei der glandulären Form treten die Öffnungen der sonst unsichtbaren Littréschen Drüsen sowie der Morgagnischen Lakunen scharf in den Vordergrund: dieselben sind von der Umgebung durch einen geröteten Hof getrennt und erscheinen entzündet, ihre Ränder wallartig aufgeworfen, starr, oft kraterförmig. Die follikuläre Form ist dagegen ausgezeichnet durch die völlige Abwesenheit oder zum mindesten durch die Armut an Drüsenöffnungen. Nur manchmal läßt eine weißgelbliche Erhabenheit die Stelle eines geschlossenen Follikels unter der derben fibrillären Decke des Infiltrates erkennen. Die Schleimhaut hat jeglichen Glanz verloren, sie erscheint matt, trocken, grauweiß.

Die urethroskopische Behandlung der weichen Infiltration besteht in Betupfen der geschwollenen Schleimhautstellen mit Jodtinktur oder 2proz. Arg. nitric.-Lösung. Diese Behandlung kann aller 5—8 Tage vorgenommen werden, je nach der Reaktion, die sie hervorruft. In der Zwischenzeit müssen Janetsche Spülungen gemacht werden; die dazu verwendeten Lösungen sollen in den Tagen nach der urethroskopischen Behandlung verdünnter sein und erst, wenn die Reaktion vorbei ist, wieder konzentrierter. Wenn die Ent-

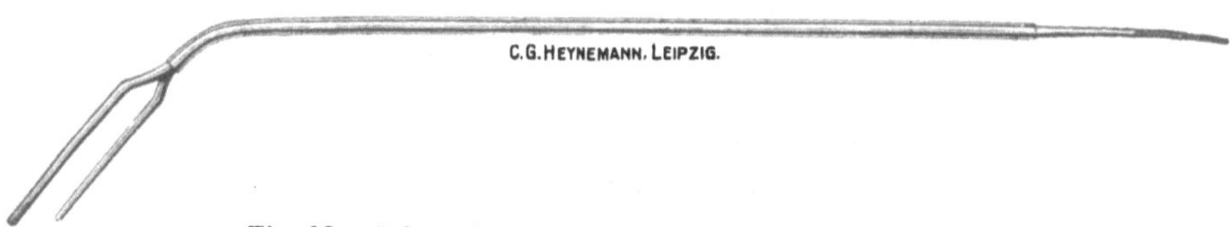

Fig. 22. Galvanokauter zur endoskopischen Behandlung.

zündung der Morgagnischen Lakunen unter dieser Therapie nicht nachgibt, so kann man einen spitzen Galvanokauter glühend in die urethroskopisch zentral eingestellte Drüsenöffnung einführen. Dieser Eingriff ist in der anästhesierten Harnröhre nicht schmerzhaft; man muß nur darauf achten, daß man mit dem glühenden Galvanokauter nicht an die Ränder des Tubus kommt, da diese als gute Wärmeleiter sofort heiß werden, was vom Patienten natürlich als brennender Schmerz empfunden wird. Das vorsichtige Kauterisieren spürt dagegen der Patient gar nicht oder nur als Berührung. Will eine starke lokalisierte Schwellung der Schleimhaut einer Ätzung und der sonstigen Behandung (Dilatation und Spülung) nicht weichen, so verbirgt sie meist eine entzündete Littrésche Drüse; in diesen Fällen führen oft Stichelungen mit dem glühenden Galvanokauter zum Ziele. Auch die Anfangsstadien der harten Infiltration werden durch Betupfen mit Jodtinktur günstig beeinflußt, während hier das Argent. nitric. versagt. Ist das harte Infiltrat vollkommen ausgebildet, so wirken Ausschabungen mit dem von mir eingeführten scharfen Löffel äußerst günstig. Dieser kleine

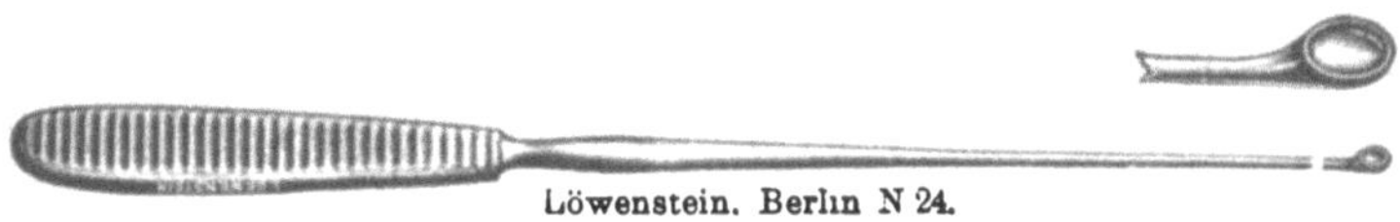

Fig. 23. Kurette nach Asch.

scharfe Löffel hat einen 16 cm langen endourethralen Schaft und einen 8 cm langen gerippten Griff. Die Ausschabung geschieht nach genauester Einstellung der zu behandelnden Schleimhautpartien im Urethroskop. Nach Herausziehen des Lichtes und Festhalten des Tubus nimmt man die keineswegs schmerzhafte Ausschabung vor. Selbst bei engen, unregelmäßigen Strikturen kommt man mit der Ausschabung schneller vorwärts als nur mit der Bougierkur. In diesen Fällen führt man den Tubus bis zur Striktur heran und schabt dann mit dem scharfen Löffel den Eingang derselben aus. Es ist interessant, urethroskopisch den Fortgang der Heilung zu verfolgen. Sichtlich lockert sich das Narbengewebe auf und wird bald durch Strecken roten, normalen Gewebes durchsetzt, das bei jeder Sitzung an Ausdehnung gewinnt. Im allgemeinen genügen 5 bis höchstens 10 Ausschabungen. Zur Dehnung sehr enger Strikturen bedient man sich vorteilhaft der Bougies olivaires nach Guyon, die dank ihrer olivenförmigen Spitze leichter durch die unregelmäßige enge Harnröhre durchlavieren. Diese haben auch vor den Metallsonden den Vorzug, daß man sie stunden-, ja tagelang liegen lassen kann, was ein außerordentlich schnelles Schmelzen des Infiltrates herbeiführt. Durch diese Vorgehen, kombiniert mit dem Kurettement, kommt man auch bei sehr engen und harten Strikturen um die Urethrotomie herum. Ist mal die Harnröhre bis auf Weite 18 Charrière dilatiert, dann führt man gewöhnliche Metallsonden ein, die man $^1/_4$—$^1/_2$ Stunde liegen läßt. Auch jetzt setzt man das Kurettement fort, das natürlich in weiteren Tuben leichter und ausgiebiger ausgeführt werden kann. Bei der glandulären Form der harten Infiltration muß man außerdem die Öffnungen der entzündeten Littréschen Drüsen und Morgagnischen Lakunen mit dem glühenden Galvanokauter behandeln. Durch Erweitern der Ausgänge dieser drüsigen Gebilde kann einerseits sich der darin zurückgehaltene Eiter besser entleeren, während andererseits durch Verschorfung des Ausführungsganges eine Resorption des restierenden Ent-

Fig. 24. Metallsonde.

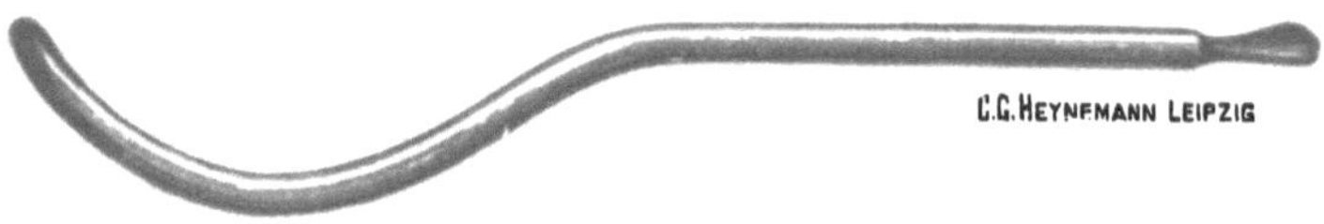

Fig. 25. Sonden mit Dittelscher Krümmung.

zündungsherdes erleichtert zu werden scheint. Eine Zerstörung der ganzen Drüsengänge ist ja faktisch unmöglich; dies wird einem am klarsten aus den prachtvollen anatomischen Pickerschen Präparaten, in denen man diese Drüsengänge senkrecht von der Oberfläche der Harnröhrenschleimhaut in die Tiefe gehen sieht, dann nach einem Verlauf von mehreren Millimetern bis $^1/_2$ cm rechtwinklig umbiegen und nun mehrere Zentimeter lang parallel der Harnröhrenachse verlaufen. Immerhin wirkt eine Verschorfung der Mündungen der Ausführungsgänge äußerst günstig auf die Resorption dieser Herde. Natürlich wird man in einer ersten Sitzung nur den oberflächlichsten Teil der Ausführungsgänge verschorfen, in einer späteren Sitzung wird es dann gelingen, in die erweiterte Mündung mit dem Kauter tiefer einzudringen. Selbst in der trockenen Form des harten Infiltrates kann man bei gut ausgebildeter, streng lokalisierter Erhabenheit, die einen geschlossenen Follikel verrät, mit dem glühenden Galvanokauter durch die derbe Decke hindurch diesen eröffnen; man wird dann öfter Eiter sich entleeren sehen. Der übrige Teil des Infiltrates ist einem Kurettement mit dem scharfen Löffel zu unterwerfen, dem bei beginnendem Rückgang des Bindegewebes eine Betupfung mit Jodtinktur oft mit Nutzen angeschlossen wird.

Den oben beschriebenen klassischen Formen der pathologischen Läsionen der chronischen Urethritis möchte ich einige urethroskopische Befunde hinzufügen, wie ich sie in allen Formen der chronischen Urethritis beobachtet habe.

Man findet dieselben besonders in jenen Fällen von chronischer Gonorrhöe, die keine offensichtlichen Zeichen der Erkrankung, wie Ausfluß und Flocken, bieten, und daher als latente Gonorrhöe bezeichnet werden. Hierher gehören himbeerfarbene lokalisierte Rötungen mit samtartigem Aussehen, die stets für die Anwesenheit von Gonokokken sprechen, und aus denen ich Membranen und Falten hervorgehen sah. Diese Membranen, die eine Fläche von $^1/_8$—1 qcm einnehmen können, erscheinen im urethroskopischen Bilde entweder weiß, sauber, durchscheinend oder grau, schmutzig, fest anhaftend an der Schleimhaut. Entfernt man die letzten mit Gewalt von der Unterlage, so erscheint die Schleimhaut blutend, unregelmäßig, gerötet. Diese Membranen enthalten immer Gonokokken. Ihre Diagnose und ihre Behandlung ist nur auf urethroskopischem Wege möglich. Die Behandlung besteht bei den dünnen Membranen in kräftigem Betupfen vermittelst eines mit Jodtinktur durchtränkten Wattebausches; bei den dickeren, schmutzigen Membranen ist es erforderlich, diese mit Hilfe meiner Kurette zu entfernen und dann die darunter zum Vorschein kommende Schleimhaut mit Jodtinktur zu betupfen. Gewöhnlich genügen 2—5 derartige Sitzungen zum Ausheilen dieser Läsionen. Aus den Membranen können sich Falten und Stränge entwickeln. Die hier beigegebenen Skizzen geben ein Bild von den verschiedenartigen Faltenbildungen, die ich beobachtet habe. Diese Falten lehnen sich meist ganz an die eine Seite der Harnröhre an; sie sehen sichelförmig bis halbmondförmig aus, oder sie überbrücken in verschiedener Form das Lumen der Harnröhre. Ich habe in solchen Falten wiederholt Gonokokken nachgewiesen, auch in Fällen von „latenter Gonorrhöe". Neben diesen queren Falten kann man auch Falten und Leisten beobachten, die parallel der Längsrichtung der Urethra sich entwickelt haben. Dieselben bestehen aus einem bindegewebigen Gerüste und gonokokkenhaltiger Schleimsubstanz. Sie sitzen mit zwei oder drei Zacken an der Harnröhrenwand fest und flottieren im übrigen frei im Harnröhrenlumen. Ihre Länge schwankt zwischen 1 und 3 cm. Die Falten sind mit dem Galvanokauter zu zerstören und ihre Ansatzflächen zu verschorfen. Die Leisten sind mit stark geröteter Schleimhaut überzogen, ca $^1/_4$ cm hoch und sind am ehesten als lokalisierte Verdickungen und Wucherungen der Schleimhaut aufzufassen. Die Ausschälung der Leisten ergibt neben zahlreichen Epithelzellen spärliche Gonokokken in und zwischen den Epithelien. Die Therapie besteht in dem Kauterisieren der Leisten.

Weitere urethroskopische Befunde bei chronischer Gonorrhöe sind: mehr oder minder zahlreiche größere und kleinere Polypen, die entweder rot und sauber aussehen oder

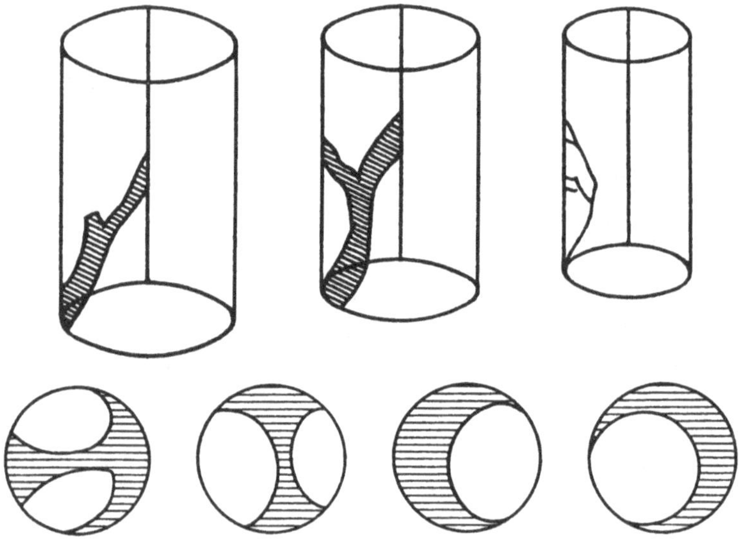

Fig. 26. Faltenbildungen in der Harnröhre nach Asch.

schmutziggrau erscheinen. Diese sind mit dem Galvanokauter zu zerstören, und ihr Grund ist mit Jodtinktur zu ätzen; ferner unregelmäßig begrenzte, mit Eiter angefüllte, schmutziggraue Kavernen; diese werden mit meiner Kurette ausgeschabt und dann mit Jodtinktur betupft, unter welcher Behandlung sie sehr schnell heilen; endlich größere und kleinere submuköse Abszesse, deren Entstehung wohl einer unbedeutenden Kontinuitätstrennung der Harnröhrenschleimhaut zuzuschreiben ist. Diese Abszesse sind auch deshalb von Bedeutung, weil sie bei vollkommen klarem Urin und bei Fehlen jeglichen Ausflusses vorkommen und ihr Eiter tinktionell und durch Kulturen charakterisierte Gonokokken enthält. Die Behandlung besteht in Eröffnung des Abszesses mit dem Galvanokauter oder dem Kollmannschen Messer. Wenn auch in diesen Fällen latenter Gonorrhöe eine Verbindung mit der Urethra augenscheinlich fehlt, so liegt es doch naheliegend anzunehmen, daß gelegentlich eines Koitus ein solcher Abszeß berstet und sein Inhalt sich dem durch die Harnröhre hindurchtretenden Samen beimischt. Hierin liegt die enorme Gefahr der latenten Gonorrhöe, von der wir die prägnantesten Erscheinungsformen besprochen haben. Sie zu erkennen und zu behandeln, gestattet einzig die Urethroskopie, wenn wir von den Fällen latenter Gonorrhöe der Prostata absehen, die auch ohne äußerlich wahrnehmbare Symptome bestehen kann. Wir können also hier im klinischen Sinne von Gonokokkenträgern sprechen, da es sich um Männer handelt, die keine offensichtlichen Zeichen bestehender Gonorrhöe aufweisen, insbesondere weder Harnröhrenausfluß, noch Flocken, noch Trübung des Urins, und die doch in ihrem Urogenitalsystem Gonokokken beherbergen, und daher die Gonorrhöe weiter zu verbreiten imstande sind, ohne von ihrer Infektiosität eine Ahnung zu haben. Es gibt aber auch Männer, die nach einer überstandenen Gonorrhöe Gonokokken in ihrer Harnröhre beherbergen, ohne urethroskopisch pathologische Befunde darzubieten. Das sind die wahren chronischen Gonokokkenträger. Unter akuten Gonokokkenträgern verstehe ich Männer, die nach einem Koitus mit einer tripperkranken Person noch keine offensichtlichen Zeichen einer Erkrankung bieten, auf deren Harnröhrenschleimhaut man aber Gonokokken nachweisen kann. Hierzu muß man den vordersten Teil der Harnröhre ausschaben und das so gewonnene Material mikroskopisch und kulturell untersuchen. Wenn man nun bei Gonokokkenträgern — sowohl akuten wie besonders chronischen — eine intramuskuläre Injektion einer 50—100 Millionen abgetöteten Gonokokken enthaltenden Vakzine macht, so kann man innerhalb 1—3 Tagen Läsionen in der Harnröhre entstehen sehen, wie sie der Gonorrhöe eigen sind, nämlich: Rötung und Schwellung der Schleimhaut, Entzündung der Littréschen Drüsen und Morgagnischen Lakunen, Bildung mehr oder minder zahlreicher kleiner Abszesse. Durch die provokatorische Vakzineinjektion sind die Gonokokkenträger einer Therapie aber überhaupt erst zugänglich gemacht. Hieraus geht der eminente Wert der einer Vakzineinjektion folgenden urethroskopischen Untersuchung für die Erteilung des Ehekonsenses hervor, wie sich andererseits daraus die Berechtigung der von mir schon früher aufgestellten

Forderung ergibt, keinen wegen Gonorrhöe behandelten Patienten aus unserer Behandlung zu entlassen, ohne eine urethroskopische Untersuchung vorgenommen zu haben; dieser Untersuchung hat eine provokatorische Vakzineinjektion 1—2 Tage vorauszugehen. Ist das Resultat der so eingeleiteten Untersuchung negativ, so lasse ich in den letzten Jahren noch eine Spermokultur vornehmen.

Sachregister.

BIBLIOGRAPHIE.

Juli 1930.

Grundriß der Anatomie des Menschen. Für Studium und Praxis. Von Dr. JOHANNES MÖLLER, ehem. Prosektor am Vesalianum zu Basel, und Dr. PAUL MÜLLER, ehem. Assistenten am Anatomischen Institut zu Leipzig. Mit 91 Figuren im Text und 2 Regionentafeln. 4. Aufl. Oktav. XXII, 493 Seiten. 1924. Geb. 7.20

Der Band behandelt die deskriptive Anatomie einschließlich der Histologie, Ontogenese und Topographie, und eignet sich besonders zum Gebrauch für Studierende und praktische Ärzte.

Plastische Anatomie des menschlichen Körpers für Künstler und Freunde der Kunst. Von Dr. JULIUS KOLLMANN, o. ö. Professor der Anatomie zu Basel. Mit mehreren hundert zum Teil mehrfarbigen Abbildungen im Text und 19 Vollbildern. 4., unveränderte Aufl. Lexikon-Oktav. XIV, 624 Seiten. 1928. Geb. 30.—

Dieses klassische Werk der plastischen Anatomie war jahrelang vergriffen und erscheint hiermit in einem Neudruck. Die außerordentliche Instruktivität der Darstellung und des reichhaltigen Abbildungsmaterials, das von Buckly und Dreßler unter den Augen des Verfassers nach dessen Präparaten gezeichnet worden ist, machen das Werk unentbehrlich.

Anatomische Präparierübungen. Von Dr. HANS VIRCHOW, o. Professor an der Universität Berlin. Groß-Oktav.

1. Kurs: Vorbemerkung. Einleitung. Arm, Bein, Brust, Bauch, Zwerchfell, Rücken, Hals, Kopf. 66 Seiten. 1924. Geb. 4.—
2. Kurs: Obere Rumpfhälfte, Auge, Situs cavi cranii, Gehirn, Thorax, Wirbelkanal und Rückenmark, untere Rumpfhälfte. 110 Seiten. 1924. Geb. 5.50

„Wir werden alle Hans Virchow sehr dankbar sein, daß er uns diese ganz vorzüglichen Anleitungen gegeben hat, die auf jeder Seite seine vorbildliche und wundervoll exakte Arbeitsweise zeigen.“ *Zeitschrift für die gesamte Anatomie.*

Der menschliche Körper, sein Bau und seine Tätigkeiten mit Gesundheitslehre. Von Geh. Rat E. REBMANN, Realgymnasiumsdirektor a. D. Mit 44 Abbildungen und 1 Tafel. Sechste, verbesserte Aufl. 155 Seiten. 1926. (Sammlung Göschen Bd. 18.) Geb. 1.80

Lehrbuch der speziellen pathologischen Anatomie für Studierende und Ärzte. Von Dr. EDUARD KAUFMANN, o. Professor an der Universität Göttingen. Zwei Bände. 7. und 8., völlig neubearbeitete u. vermehrte Aufl. Groß-Oktav.

I. Band. Mit 594 Abbildungen im Text und auf 3 farbigen Tafeln. V, 998 Seiten. Neudruck 1928. Geb. 40.—

II. Band. Mit 393 Abbildungen im Text und auf 4 farbigen Tafeln. Seiten V—VII, 999—1962. Neudruck 1929. Geb. 40.—

Kaufmanns Werk ist das vollständigste neuzeitliche Lehrbuch der speziellen pathologischen Anatomie, belebt durch allenthalben in die Darstellung eingeflochtene konkrete eigene Beobachtung des Verfassers, sowie durch stetige Hinweise auf den Zusammenhang zwischen pathologischer Anatomie und praktischer Medizin.

Allgemeine vergleichende Physiologie der Tiere. Von Dr. H. J. JORDAN, o. Prof. an der Universität Utrecht. Mit 279 Abbildungen. Groß-Oktav. XXVIII, 761 Seiten. 1929. 32.—, geb. 34.—

Dieses Werk will die Faktoren, die den Organismus als zusammenhängendes Ganzes aufbauen und sich aus den Untersuchungen an allen Tieren ergeben, zu einer lesbaren Darstellung zusammenfassen. Das Buch ist ganz modern gedacht und geschrieben.

Die Physiologie des Kreislaufes. Von Dr. ROBERT TIGERSTEDT, Helsingfors (Finnland). Vier Bände. 2., stark vermehrte u. verbesserte Aufl. Quart-Format.

I. Band: Die Bewegung des Herzens. Mit 177 Abbildungen im Text. VIII, 334 Seiten. 1921. 15.—, geb. 17.—

II. Band: Die Innervation des Herzens. Mit 169 Abbildungen im Text. VIII, 478 Seiten. 1921. 21.—, geb. 23.—

III. Band: Die Strömungen des Blutes im großen Kreislauf. Mit 134 Abbildungen im Text. VI, 320 Seiten. 1922. 14.—, geb. 16.—

IV. Band: Innervation der Blutgefäße. Mit 43 Abbildungen im Text. VIII, 392 Seiten. 1923. 18.—, geb. 20.—

Skandinavisches Archiv für Physiologie. Herausgegeben unter Mitwirkung hervorragender Gelehrter von Dr. C. G. SANTESSON, Professor an der Universität Stockholm. Groß-Oktav.

Erscheint in Bänden von 5 bis 6 Heften mit Abbildungen im Text u. Tafeln. Band 1—40: Preise auf Anfrage. Band 41—44: je 10.—. Band 45: 15.—. Band 46: 19.50. Band 47—59: je 20.—. Supplement zu Band 47: 10.—. Generalregister zu Band 1—50. 1928: 6.—.

Die Sekretionsmechanismen der Niere. Von Dr. phil. et med. AUGUST PÜTTER, o. ö. Professor der Physiologie in Heidelberg. Mit 17 Abbildungen. Groß-Oktav. IV, 235 Seiten. 1929. 16.—, geb. 17.50

Der Verfasser baut in diesem Buch seine „Dreidrüsentheorie der Harnbereitung" weiter aus. Er kommt auf Grund neuer Untersuchungen zu dem Ergebnis, daß die Ausscheidung organischer Bestandteile nicht Funktionszweck, sondern Funktionsmittel ist, dessen Aufgabe es ist, die harnpflichtigen Stoffe harnfähig zu machen. Durch diese Ergebnisse wird die Auffassung der Niere als Drüsensystem bestätigt.

Die Auswertung zahlenmäßiger Beobachtungen in der Biologie. Eine praktische Anleitung in Beispielen. Von Dr. phil. et med. AUGUST PÜTTER, o. ö. Professor der Physiologie in Heidelberg. Mit 7 Figuren. Groß-Oktav. 56 Seiten. 1929. 5.—

Eine unmittelbare für die praktische Institutsarbeit geschaffene Darstellung der mathematischen Rechnungen, die zur Fehlerrechnung in der Biologie notwendig ist.

Kurzgefaßtes Lehrbuch der physiologischen Chemie. Von S. EDLBACHER, o. ö. Professor an der Universität Heidelberg. Groß-Oktav. VIII, 230 Seiten. 1929. 10.50, geb. 12.—

Eine prägnante, übersichtliche Einführung in die rein chemischen Tatsachen und die Stoffwechselvorgänge. Das Schwergewicht liegt ganz im Didaktischen.

Physiologische Chemie. Von Dr. med. F. A. LEGAHN in Berlin.

I. Teil: Assimilation. 3. Aufl. Mit 2 Tafeln. (Samml. Göschen Bd. 240.) Geb. 1.80

II. Teil: Dissimilation. 3. Aufl. Mit 1 Tafel. (Samml. Göschen Bd. 241.) Geb. 1.80

Der erste Band behandelt die Nahrungsstoffe und ihre Assimilation, der zweite Teil den Aufbau der tierischen Stoffe, Gewebe und Organe.

Hoppe-Seylers Zeitschrift für physiologische Chemie. Fortgeführt von A. KOSSEL und unter Mitwirkung von E. ABDERHALDEN, Halle, M. BERGMANN, Dresden, P. BRIGL, Hohenheim, u. a. herausgegeben von F. KNOOP, Freiburg.

Die Zeitschrift erscheint in Bänden zu je 6 Heften. Im Jahre etwa 6—7 Bände. Bd. 132—189. 1924—1930. Je 15.—

Pharmazeutische Chemie. Von Professor Dr. E. MANNHEIM, Privatdozent für pharmazeutische Chemie an der Universität Bonn.

I: Anorganische Chemie. 2. Aufl. (Samml. Göschen Bd. 543.) Geb. 1.80

II: Organische Chemie. 2. Aufl. (Samml. Göschen Bd. 544.) Geb. 1.80

III: Die Methoden der Arzneimittelprüfung. Mit 10 Abbildungen. (Samml. Göschen Bd. 588.) Geb. 1.80

IV: Übungspräparate. 2. Aufl. Mit 5 Abbildungen. (Samml. Göschen Bd. 682.) Geb. 1.80

Ein vorzügliches Repetitorium für den Pharmanzeuten und Mediziner.

Toxikologische Chemie. Von Professor Dr. E. MANNHEIM, Professor für pharmazeutische Chemie an der Universität Bonn. Erg. von Dr. FR. X. BERNHARD. 3., verbesserte Aufl. Mit 5 Abbildungen. (Samml. Göschen Bd. 465.) Geb. 1.80

Das gesamte Gebiet der toxikologischen Chemie ist hier leichtfaßlich dargestellt, so daß der Band auch dem Anfänger gute Dienste leisten wird.

Kurzes chemisches Praktikum für Mediziner und Landwirte. Von Dr. FRITZ ARNDT, o. Professor an der Universität Breslau. 10. bis 13. Aufl. Oktav. VIII, 100 Seiten. 1929. Geb. 4.30

„Eine sehr klar geschriebene, übersichtlich angeordnete Anleitung, die schon neun Auflagen erlebte." *Deutsche Medizinische Wochenschrift.*

Minimetrische Methoden der Blutuntersuchung. Zusammengestellt von Dr. J. A. MANDEL, Professor der Chemie, University and Bellevue Hospital, Medical College New York, und Dr. H. STEUDEL, a. o. Professor und Abteilungsleiter am Physiologischen Institut der Universität Berlin. Mit 4 Figuren im Text. 2., verb. u. verm. Aufl. Oktav. 60 Seiten. 1924. 1.50

Es ist ein besonderes Verdienst der beiden hervorragenden physiologischen Chemiker, die das vorliegende Büchlein verfaßt haben, daß sie den deutschen Lesern die Kenntnis der außerordentlich wichtig gewordenen Mikromethoden der Blutuntersuchung in klarer, allgemeinverständlicher Darstellung vermitteln.

Neuere Arzneimittel, ihre Zusammensetzung, Wirkung und Anwendung. Von Professor Dr. med. C. BACHEM, a. o. Professor an der Universität Bonn. 3., verbesserte Aufl. 146 Seiten. 1925. (Samml. Göschen Bd. 669.) Geb. 1.80

Eine Auswahl der wertvollen Präparate hat der Verfasser in seinem Büchlein niedergelegt. Die Einteilung erfolgte vom klinischen Gesichtspunkt. Der Nutzen dieses Büchleins erscheint wirklich groß, da man sich schnell und eingehend orientieren kann.

Ernährung und Nahrungsmittel. Von Professor H. BISCHOFF in Bremen. 2., verbesserte Aufl. Mit 4 Figuren. 126 Seiten. 1921. (Samml. Göschen Bd. 464.) Geb. 1.80

Der Band ist infolge seiner allgemein faßlichen Darstellung berufen, als Ratgeber der Volksernährung für jeden zu dienen.

Einführung in die Bakteriologie. Zum Gebrauch bei Vorlesungen und Übungen sowie zum Selbstunterricht für Ärzte und Tierärzte. Von Geheimem Medizinalrat Professor Dr. WALTHER KRUSE, Direktor des Hygienischen Instituts der Universität Leipzig. Mit 80 Figuren im Text und auf einer Tafel. Groß-Oktav. 397 Seiten. 1920. 10.—, geb. 11.50

In gedrängter, übersichtlicher Anordnung bringt der Band alles Wesentliche über Bakterien-, Immunitäts- und Seuchenlehre.

Bakteriologie für Zahnärzte. Einführung in die Mikrobiologie und Infektionskrankheiten. Von Dr. A. SEITZ, Prof. der Hygiene a. d. Universität Leipzig. Mit 7 Tafeln. Zweite, stark umgearbeitete Auflage. Groß-Oktav. VI, 237 Seiten. 1930. 10.—, geb. 11.50

In knapper Form werden die wesentlichen Daten der allgemeinen und speziellen Morphologie und Biologie der Mikroorganismen sowie der Immunitätslehre gebracht. Die historische Darstellung erhöht den Wert des Bandes für Studierende und praktische Ärzte.

Desinfektion. Von Dr. M. CHRISTIAN, Oberarzt, kommandiert zum Institut für Infektionskrankheiten in Berlin. Mit 18 Abbildungen. (Samml. Göschen Bd. 546.) Geb. 1.80

Die Infektionskrankheiten und ihre Verhütung. Von Professor Dr. W. HOFFMANN in Berlin. 2., verbesserte u. erweiterte Aufl. Mit 12 Abbildungen und einer Fiebertafel. (Samml. Göschen Bd. 327.) Geb. 1.80

Ein wertvoller Ratgeber für die Bekämpfung und Verhütung von Infektionskrankheiten.

Gewerbehygiene. Von Dr. med. HANS BETKE, Preuß. Landesgewerbearzt und Gewerbemedizinalrat des Aufsichtsbezirkes Wiesbaden. (Samml. Göschen Bd. 350.) Geb. 1.80

Eine kurze Übersicht über das wichtige Gebiet der Arbeits- und Arbeiterhygiene, unter Berücksichtigung der neueren gesetzlichen Bestimmungen.

Röntgenstrahlen. (Physik, Technik, Anwendungen.) Von Dr. RICHARD HERZ. Mit 48 Figuren im Text und 36 Abbildungen auf 16 Tafeln. 136 Seiten. 1926. (Samml. Göschen Bd. 950.) Geb. 1.80

Lehrbuch der Massage. Von Sanitätsrat Dr. A. MÜLLER, München-Gladbach. 2., umgearbeitete u. stark vermehrte Aufl. Groß-Oktav. Band I/II zusammen 45.—, geb. 50.—

Erster Band: Die funktionellen Erkrankungen des Bewegungsapparates und die Theorie der Massage. Mit 99 Abbildungen. XVI, 404 Seiten. 1926. 20.—, geb. 22.50

Zweiter Band: Die Technik der Massage des Bewegungsapparates, der männlichen und weiblichen Beckenhöhle. Mit 349 Abbildungen. X, 588 Seiten. 1926. 30.—, geb. 32.50

„Für jeden Arzt, welcher häufig Gelegenheit hat, sich mit der Behandlung von Krankheiten, bei denen die Massage indiziert ist, zu beschäftigen, ist das sorgsame Studium dieses Lehrbuches zu empfehlen." Allgemeine Medizinische Central-Zeitung.

Grundriß der Hydrotherapie. Von Geh. Med.-Rat Prof. Dr. BRIEGER. 2. Aufl., bearbeitet von Dr. WALTER KREBS, Chefarzt des Landesbades der Rheinprovinz in Aachen. Mit 10 Abbildungen im Text. Oktav. VIII, 149 Seiten. 1923. 4.—, geb. 5.—

Nach dem Tode Geheimrat Briegers hat Chefarzt Dr. Krebs die alleinige Herausgabe des Grundrisses übernommen und ihn in der zweiten Auflage einer erheblichen Umarbeitung und Ergänzung unterzogen. Der „Brieger-Krebs" wird sich dadurch manche neue Freunde erwerben.

Leitfaden der Kinderheilkunde für Studierende und Ärzte. Von Dr. WALTER BIRK, o. ö. Professor der Kinderheilkunde an der Universität Tübingen. Groß-Oktav.

I. Teil: Säuglingskrankheiten. 7., umgearbeitete Aufl. Mit 29 Abbildungen im Text. XII, 314 Seiten. 1930. 12.—, geb. 13.50

II. Teil: Kinderkrankheiten. 3., verbesserte Aufl. (7.—8. Tausend.) Mit 17 Abbildungen im Text und auf 6 Tafeln. XIII, 384 Seiten. 1928. 12.—, geb. 13.50

Das Buch hat in dieser Auflage erhebliche Veränderungen erfahren: verschiedene Abschnitte wurden ganz neu gestaltet, andere wurden ergänzt oder umgearbeitet, die Feersche Krankheit, die Störungen der Drüsen mit innerer Sekretion, das Exanthema subit., die interlobäre Pleuritis wurden neu eingefügt. Die Arzneiverordnungen wurden aus dem Text herausgenommen, ergänzt und am Schluß des Buches, übersichtlich geordnet, zusammengestellt.

Die Therapie an den Bonner Universitätskliniken. Herausgegeben von Professor Dr. FINKELNBURG. 3., vermehrte Aufl. Oktav. XII, 745 Seiten. 1920. 13.60, geb. 15.60

Ein Kompendium, das alles Wesentliche über therapeutische Maßnahmen enthält und das weit über die örtliche Bedeutung hinaus dem Praktiker als Nachschlagebuch für die Sprechstunde wertvoll sein wird.

Lehrbuch der Unfallbegutachtung der inneren und Nervenkrankheiten. Für Studierende und Ärzte. Von Dr. RUDOLF FINKELNBURG, o. Professor an d. Universität Bonn. Groß-Oktav. XXI, 544 Seiten. 1920. 13.60, geb. 15.60

„Eine scharfe Formulierung aller Voraussetzungen und Grundsätze, auf Grund welcher im konkreten Falle speziell die Zusammenhangsfrage vom Gutachter sachlich erörtert und gelöst werden kann, soweit es der Fall erlaubt. Ebenso gibt er für die einzelnen Krankheitsbilder und -kombinationen gut begründete Unterlagen für die Schadenabschätzung . . . Ein willkommenes Werk." Münchener Medizinische Wochenschrift.

Erkennung und Begutachtung der Unfallkrankheiten der inneren Organe und des Nervensystems. Ein Leitfaden für Ärzte und Studierende. Von Dr. HUGO STURSBERG, a. o. Professor an der Universität Bonn. Oktav. VI, 177 Seiten. 1922. 2.50, geb. 4.—

Die kurze übersichtliche Darstellung macht den Band besonders geeignet, dem Arzt die Gutachtertätigkeit zu erleichtern und dem Studierenden als Unterrichtsmittel zu dienen.

Technik der wichtigsten Eingriffe in der Behandlung innerer Krankheiten. Ein Leitfaden für Studierende und Ärzte. Von Dr. HUGO STURSBERG, a. o. Professor an der Universität Bonn. 2., vermehrte u. überarbeitete Aufl. Mit 49 Abbildungen im Text. Oktav. XII, 176 Seiten. 1923. 3.30, geb. 4.50

Ein Büchlein für die Praxis, in dem jeder die wirklich notwendigen Handgriffe sofort und klar beschrieben findet.

Diagnostik und Therapie der Ohrenheilkunde. Ein Hilfsbuch für den praktischen Arzt. Von Dr. KONRAD STEIN, Privatdozent an der Universität Wien. Oktav. VIII, 276 Seiten. 1922. 6.—, geb. 8.—

Das flüssig geschriebene, leicht verständliche Buch ist besonders den Studierenden und dem praktischen Arzt zu empfehlen.

Die gegenwärtigen Strömungen in der Psychiatrie. Von KARL KLEIST, Professor an der Univ. Frankfurt a. M. Oktav. III, 41 Seiten. 1925. 1.50

Ein Buch, das aufs beste über den gegenwärtigen Zustand der Psychiatrie und die in ihr wirksamen Kräfte orientiert.

Die Literatur der Psychiatrie, Neurologie und Psychologie von 1459 bis 1799. Mit Unterstützung der Preuß. Akademie der Wissenschaften zu Berlin herausg. von Professor Dr. HEINRICH LAEHR. Drei Bände. Groß-Oktav. 80.— I. Band: Die Literatur 1459—1699. VIII, 751 Seiten. 1900. II. Band, 1. Hälfte: Die Literatur von 1700 bis 1799. 1900. II. Band, 2. Hälfte: Die Literatur von 1700 bis 1799. 1900. III. Band: Register der Bände I und II. 271 Seiten. 1900.

Kurzer Leitfaden der Psychiatrie für Studierende und Ärzte. Von Dr. PH. JOLLY, Privatdozent an der Universität Halle a. S., Reg.-Med.-Rat. 2., vermehrte Aufl. Oktav. VII, 264 Seiten. 1922. 5.—

Im Vordergrund dieses instruktiven Leitfadens, der zwischen den großen Lehrbüchern und den Kompendien die Mitte halten will, steht die Hervorhebung der praktischen, den Studierenden und den Arzt leitenden Gesichtspunkte, weshalb besonders die Diagnostik ausführlich behandelt worden ist.

Gedenktage der Psychiatrie und ihrer Hilfsdisziplinen in allen Ländern. Von Dr. HEINRICH LAEHR. 4., vermehrte u. umgearbeitete Aufl. Groß-Oktav. XIV, 478 Seiten. 1893. 12.—

Forensische Psychiatrie. Von Professor Dr. W. WEYGANDT, Direktor der Irrenanstalt Friedrichsberg in Hamburg.
I. Teil: Straf- und zivilrechtlicher Abschnitt. (Samml. Göschen Bd. 410.) Geb. 1.80
II. Teil: Sachverständigentätigkeit. (Samml. Göschen Bd. 411.) Geb. 1.80

Der Verfasser gibt in kurzer, prägnanter Darstellung eine Übersicht über die psychiatrische Sachverständigentätigkeit und erteilt wertvolle Hinweise für die Anfertigung psychiatrischer Gutachten.

Lehrbuch der forensischen Psychiatrie. Von Dr. A. H. HÜBNER, a. o. Prof. a. d. Universität Bonn. Groß-Oktav. IX, 1066 Seiten. 1914. 30.—, geb. 33.—

„Den vielen beamteten Ärzten wie manchem Praktiker, der häufig mit forensisch-psychiatrischen Fragen befaßt wird, ist das Buch sicher als zurzeit bestes Lehr- und Nachschlagewerk zu empfehlen.“ Deutsche Medizinische Wochenschrift.

Allgemeine Zeitschrift für Psychiatrie und psychisch-gerichtliche Medizin. Herausgegeben von Deutschlands Irrenärzten unter der Mitredaktion von BERZE, Wien, BLEULER, Zürich, BONHOEFFER, Berlin, FISCHER, Berlin-Dahlem, KLEIST, Frankfurt a. M., LAEHR, Wernigerode, durch GEORG ILBERG. Dresden. Mit Beilage: Zeitschrift für psychische Hygiene. Groß-Oktav.
Jeder Band umfaßt 8 Hefte mit Originalbeiträgen, Referaten, Vereinsberichten usw. Bd. 83—92. 1926—1930. Je 30.—

Zeitschrift für psychische Hygiene. Offizielles Organ des Deutschen Verbandes für psychische Hygiene. Herausgegeben von den Mitgliedern des erweiterten Vorstandes R. SOMMER-Gießen, W. WEYGANDT-Hamburg, H. ROEMER-Karlsruhe, G. KOLB-Erlangen, H. SIMON-Gütersloh und unter Mitwirkung des Herausgebers der „Allgemeinen Zeitschrift für Psychiatrie" G. ILBERG-Sonnenstein.

Jährlich 6 Hefte zu je 2 Bogen. Erster und zweiter Band. 1928—1929. Je 6.—

Das Gebiet dieser Zeitschrift umfaßt die Anwendung der Grundsätze der psychischen Hygiene auf den einzelnen; die Familie, die Schule, die Berufsausbildung und das öffentliche Leben sowie die Geltendmachung der psychisch-hygienischen Gesichtspunkte bei der zeitgemäßen Gestaltung der geschlossenen und offenen Geisteskrankenfürsorge. Neben Originalarbeiten werden zusammenfassende Berichte über die einheimische und ausländische Literatur den Stand der internationalen Bewegung für geistige Hygiene schildern.

Handwörterbuch der psychischen Hygiene und der psychiatrischen Fürsorge. Unter Mitwirkung zahlreicher Fachgelehrter herausgegeben von O. BUMKE-München, G. KOLB-Erlangen, H. ROEMER-Illenau, E. KAHN-Newhaven. Lexikonoktav. Etwa 30 Bogen. Im Druck.

Von Jahr zu Jahr gewinnt die psychische Hygiene ein wachsendes theoretisches Interesse und eine zunehmende praktische Bedeutung. Die einschlägigen Arbeiten sind an zahlreichen Stellen verstreut und auch für den, der sich mit dem Gegenstand eingehender zu beschäftigen wünscht, nur schwer zugänglich, zumal neuerdings in allen Kulturländern, insbesondere in Nordamerika auf diesem Gebiete ein zum Teil umfangreiches Schrifttum entstanden ist. Diesem Übel will das „Handwörterbuch der psychischen Hygiene" abhelfen, indem es eine zusammenfassende Darstellung bringt.

Die Anstalten für Psychisch- und Nervenkranke, Schwachsinnige, Epileptische, Trunksüchtige usw. in Deutschland, Österreich, der Schweiz und den baltischen sowie anderen Grenzländern. Von HANS LAEHR. 8., von Anstaltsdirektor i. R. Professor Dr. GEORG ILBERG (Dresden) vollkommen neubearbeitete Aufl. Oktav. II, 158 Seiten. 1929. 10.—

Als Adreßbuch für die Anstalten für Psychisch- und Nervenkranke hat der „Laehr" sich mit seinen bisher sieben Auflagen in Fachkreisen weiteste Verbreitung gesichert. Die vorliegende neue, achte Auflage wird bereits seit langer Zeit erwartet. Sie unterrichtet in der gewohnten Vollständigkeit über die Verhältnisse der Anstalten, wie sie sich nach der Kriegszeit gestaltet haben.

Aktivere Krankenbehandlung in der Irrenanstalt. Von Dr. HERMANN SIMON, Direktor der Provinzialheilanstalt Gütersloh. Oktav. II, 167 Seiten. 1929. 10.—

Der Verfasser, der Direktor, der durch die „aktivere" Krankenbehandlung bekannten Anstalt Gütersloh, gibt in diesem Buch eine praktische Darstellung seiner Arbeitstherapie und, ebenfalls vom Standpunkt des Praktikers, der erzieherischen Einwirkungen auf die Kranken und der praktischen Auswirkungen der gesamten aktiveren Therapie. Simon behandelt hierbei die sich aufdrängenden biologischen und psychologischen Zusammenhänge. Diese Schrift ist die Buchausgabe von verschiedenen Aufsätzen in der „Allgemeinen Zeitschrift für Psychiatrie".

Humor in der Neurologie und Psychiatrie. Gesammelt von den Fachärzten des deutschen Sprachgebietes. Ausgewählt von Sanitätsrat Dr. BRATZ, Direktor der Wittenauer Heilstätten. Groß-Oktav. 74 Seiten. 1930. 4.—

Der Zweck dieser Sammlung wird am glücklichsten durch den Herausgeber im Vorwort umschrieben „Der Neurologe und Psychiater bedarf des Humors im Sinne jener hohen, von der Last der Dinge und Gedanken befreienden Eigenschaft, wenn es gilt, für das gedrückte Gemüt das heitere erlösende Wort zu finden; er soll dem Kranken ein freundlicher Verwandter der trüben Umwelt sein, er soll ihm das Unabänderliche noch erträglich machen, er soll ihm ein froher, scherzender Gesellschafter sein — und schließlich bleiben die Stunden auch im Beruf des Nervenarztes nicht aus, in denen er eine Dosis Humor nötig hat."

Die Erhaltung der geistigen Gesundheit. Von Dr. TH. RUMPF, o. Professor an der Universität Bonn. Oktav. 69 Seiten. 1919. 1.20

Cäsarenporträts. Von Dr. med. ERNST MÜLLER, Oberarzt und Medizinalrat an den Thüringer Heilanstalten zu Stadtroda. Groß-Oktav.

I. Teil: Mit 45 Münzabbildungen im Text und 4 Tafeln. 39 Seiten. 1914. 2.50, geb. 4.—

II. Teil: Mit 164 Münzabbildungen im Text und 11 Tafeln. 64 Seiten. 1924. 5.—, geb. 6.50

III. Teil: Beiträge zur Physiognomik und Pathographie der römischen Kaiserhäuser nach ihren Münzen und anderen antiken Denkmälern. Mit vielen Abbildungen und 19 Tafeln. Groß-Oktav. 143 Seiten. 1927. 15.—
Alle drei Bände in einem Band geb. 26.—

„Was hier der Seelenarzt aus den Cäsarenköpfen und den Münzenbildnissen herausliest, ist höchst beachtenswert. Geschichtliche Überlieferung, künstlerische Darstellung und ärztliche Wissenschaft, gepaart mit den Erfahrungen der Familien- und Rassenkunde, führen in den meisten Fällen zu überraschender Übereinstimmung." Historische Zeitschrift.

Geisteskrankheiten im klassischen Altertum. Von Prof. Dr. J. L. HEIBERG, Kopenhagen. Oktav. 44 Seiten. 1927. 1.50
(Sonderabdruck aus Band 86 der Allgemeinen Zeitschrift für Psychiatrie.)

Die für den Mediziner und jeden Kenner der Antike gleich interessante Frage nach der Rolle der Geisteskrankheiten im Altertum, ihren Erscheinungsformen, ihren Behandlungsweisen in der antiken Medizin findet in der vorliegenden Arbeit eine auf umfassender Kenntnis der klassischen Literatur, vor allem der medizinischen Schriften, begründete Darstellung und Untersuchung.

Klinisches Wörterbuch. Die Kunstausdrücke der Medizin. Erläutert von Dr. med. OTTO DORNBLÜTH. 17. u. 18., vollkommen umgearbeitete Aufl. von Dr. med. EMIL BANNWARTH. Oktav. VIII, 463 Seiten. 1930. Geb. 7.50
(Veits Sammlung Wissenschaftlicher Wörterbücher, herausgegeben von Dr. C. W. Schmidt.)

„Eines der brauchbarsten medizinischen Wörterbücher ist der in 13. und 14. Auflage herausgegebene Dornblüth. Waren schon die früheren Auflagen vortrefflich, so wurde dies noch durch die vollständig neue Bearbeitung erhöht." Reichsmedizinalanzeiger.

Einführung in die praktische Krankenpflege. In 16 Vorlesungen. Von Dr. FR. WILH. STRAUCH. Mit 25 Abbildungen im Text. Oktav. VI, 96 Seiten. 1915. Geb. 2.—

Eine kurze, aber instruktive Anleitung zum Krankenhausdienst.

Die Behandlung der Haut- und Geschlechtskrankheiten mit kurzer Diagnostik. Von Dr. ERICH HOFFMANN, o. ö. Professor und Direktor der Klinik und Poliklinik für Hautkrankheiten an der Universität Bonn. Mit 46 Abbildungen und mehreren Tabellen. 5., stark vermehrte Aufl. Oktav. VIII, 318 Seiten. 1930. 13.—, geb. 14.50

Dieser Leitfaden ist ein Wegweiser, in dem Altbewährtes und Neuerrungenes bis in die neueste Zeit übersichtlich und leichtverständlich zusammengefaßt ist. Für den Studierenden ein unentbehrlicher Führer und für den praktischen Arzt ein zuverlässiger Ratgeber.

Die Massage der inneren Geschlechtsorgane beim Manne und Weibe. Von Sanitätsrat Dr. A. MÜLLER, München-Gladbach. Mit 53 Figuren. Groß-Oktav. VII, 122 Seiten. 1926. 6.—, geb. 7.60

Zeitschrift für Sexualwissenschaft und Sexualpolitik. Mitteilungsblatt der Internat. Gesellschaft für Sexualforschung. Unter ständiger Mitarbeit von zahlr. Fachgelehrten hrsg. von Dr. MAX MARCUSE. Band XVII. Jahrg. 1930/31 (8 Hefte). Viertelj. 6.—

Mit der steigenden Bedeutung der Sexualwissenschaft ebensowohl nach der medizinischen wie auch ganz besonders nach der kulturwissenschaftlichen Seite ist diese Zeitschrift der Mittelpunkt aller Bestrebungen geworden, die in ihr eine gewaltige Quelle neuer Erkenntnisse sehen.

Abhandlungen aus dem Gebiete der Sexualforschung. Hrsgb. im Auftrage der Internat. Gesellschaft für Sexualforschung. Redig. von Dr. MAX MARCUSE, Berlin.

Die „Abhandlungen aus dem Gebiete der Sexualforschung" dienen den gleichen Zwecken wie die Zeitschrift für Sexualwissenschaft; in ihnen werden Arbeiten veröffentlicht, die für die Aufnahme in der Zeitschrift für Sexualwissenschaft zu umfangreich sind. Die „Abhandlungen" erscheinen in einzelnen Heften, deren Umfang zwischen zwei und fünf Bogen schwankt.

Die Mitglieder der Gesellschaft für Sexualforschung, die Abonnenten der Zeitschrift für Sexualwissenschaft sowie die Subskribenten eines Jahrganges (April bis März) erhalten die Einzelhefte der „Abhandlungen" zu einem um 25% ermäßigten Vorzugspreis.

Handwörterbuch der Sexualwissenschaft. Enzyklopädie der natur- und kulturwissenschaftlichen Sexualkunde des Menschen. Unter Mitarbeit erster Fachgenossen herausgegeben von Dr. MAX MARCUSE. 2., stark vermehrte Aufl. Mit 140 Abbildungen. Quart. XII, 822 Seiten. 1926. 42.—, geb. 45.—

„... Die gesamte natur- und kulturwissenschaftliche Sexualkunde wird in einzelnen, teils vorzüglichen Aufsätzen in Arbeitsgemeinschaft mit unseren größten deutschen Forschern dargestellt. Die Enzyklopädie ist für jeden auch nichtmedizinischen Forscher auf diesem Gebiete unentbehrlich und orientiert rasch und gründlich über das gegenwärtige Wissen in allen Sexualfragen." *Münchener Medizinische Wochenschrift.*

Sexualpathologie. Ein Lehrbuch für Ärzte und Studierende. Von Sanitätsrat Dr. MAGNUS HIRSCHFELD, Leiter des Instituts für Sexualwissenschaft in Berlin. Groß-Oktav. Kompl. 30.—, geb. 36.—

1. Teil: Geschlechtliche Entwicklungsstörungen. Mit besonderer Berücksichtigung der Onanie. 2., unveränderte Aufl. Mit 14 Tafeln, 1 Textbild und 1 Kurve. XV, 211 Seiten. 1921. 10.—, geb. 12.—

2. Teil: Sexuelle Zwischenstufen. Das männliche Weib und der weibliche Mann. 2., unveränderte Aufl. Mit 20 Photographien auf 7 Tafeln. X, 279 Seiten. 1922. 11.—, geb. 13.—

3. (Schluß-) Teil: Störungen im Sexualstoffwechsel. Mit besonderer Berücksichtigung der Impotenz. Mit 5 Tafeln (Photographien, Kurven und einem Innervationsschema). 2. Aufl. XI, 340 Seiten. 1928. 12.50, geb. 14.50

Das wertvolle Werk ist unentbehrlich für den Nervenarzt, aber auch für den Allgemeinpraktiker.

Freundschaft und Sexualität. Von S. PLACZEK. 6., veränderte Aufl. (14.—16. Tausend.) 8°. 188 Seiten. 1927. 4.—, geb. 5.—

„Die Bedeutung dieser wertvollen psychologischen Studie des bekannten Berliner Nervenarztes ist durch die rasch aufeinanderfolgenden Auflagen allgemein anerkannt worden. Die fortschreitende Klärung der Beziehungen zwischen Freundschaft und Sexualität wird immer ein wesentliches Verdienst des Verfassers bleiben." *Medizinische Klinik.*

Das Geschlechtsleben der Hysterischen. Eine medizinische, soziologische und forensische Studie. Von S. PLACZEK. 2., veränderte Aufl. 8°. VII, 276 Seiten. 1922. 7.—, geb. 9.—

Aus dem Inhalt: Wandlungen in der Auffassung der Hysterie — Die sexuelle Wurzel der Hysterie — Das Geschlechtsleben der Hysterischen — Hexenwahn und Geschlechtsleben — Das Geschlechtsleben der Hysterischen in soziologischer Beziehung — Das Geschlechtsleben der Hysterischen in forensischer Beziehung.

Die sexuelle Untreue der Frau. Von Professor Dr. H. KISCH. **I. Die Ehebrecherin.** Vierte Auflage. 13. und 14. Tausend. Neubearbeitung von Dr. FRANZ KISCH. Oktav. VIII, 232 Seiten. 1930. 8.50, geb. 10.—

Aus dem Inhalt: Die Ehe in ihrer Bedeutung für das Sexualleben und soziale Struktur — Geschlechtstrieb und „Liebe" — Kausalität des weiblichen Ehebruches — Der Ehebruch der kinderlosen Frau aus Sehnsucht nach Mutterschaft — Die stark libidinöse unbeherrschte Frau als Ehebrecherin — Der Einfluß der „Wahlverwandtschaft" auf Treue und Untreue in der Ehe — Die Untreue der „emanzipierten" Frau.

Sterilisierung zum Zwecke der Aufbesserung des Menschengeschlechts. Von E. S. GOSNEY, B. S. LL. B., Präsident der Stiftung für Verbesserung des Menschengeschlechts, Pasadena, Kalifornien, und PAUL POPENOE, D. Sc., Direktor des Instituts für Familienforschung, Los Angeles, Kalifornien. Deutsch von Dr. med. KONRAD BURCHARDI, Facharzt für Haut- und Geschlechtsleiden, Los Angeles, Kalifornien. Oktav. 78 Seiten. 1930. Vorzugspreis 4.—, Einzelpreis 5.35

(Abhandlungen aus dem Gebiete der Sexualforschung Bd. V, Heft 5.)

Die Verfasser behandeln in diesem Buche unter Benutzung des umfangreichen Tatsachenmaterials, das die in Amerika schon weit vorgeschrittene eugenische Denkweise geschaffen hat, in systematischer Darstellung die Sterilisation, d. h. die dauernde oder zeitweilige Ausschaltung der Fortpflanzungsfähigkeit (ohne Beeinträchtigung des persönlichen Sexuallebens) zum Zwecke der Aufbesserung des Menschengeschlechts. Ein solcher, auf praktische Erfahrung sich stützender authentischer Bericht findet in Europa das größte Interesse vor, wo der Gedanke der Ausmerze minderwertigen Erbgutes an Boden gewinnt.

FSC
www.fsc.org
MIX
Papier | Fördert
gute Waldnutzung
FSC® C083411

Zeitfracht Medien GmbH
Ferdinand-Jühlke-Straße 7
99095 Erfurt, Deutschland
produktsicherheit@kolibri360.de